Nadia Taha Mohammed
Nehad Ezz Eldeen Fekrey
Eglal Ahmed Abd El Wahab

Empoderamento dos enfermeiros, controlo da prática e satisfação profissional

Nadia Taha Mohammed
Nehad Ezz Eldeen Fekrey
Eglal Ahmed Abd El Wahab

Empoderamento dos enfermeiros, controlo da prática e satisfação profissional

ScienciaScripts

Imprint

Cover image: www.ingimage.com

This book is a translation from the original published under ISBN 978-3-659-82186-8.

Publisher:
Sciencia Scripts
is a trademark of
Dodo Books Indian Ocean Ltd. and OmniScriptum S.R.L publishing group

120 High Road, East Finchley, London, N2 9ED, United Kingdom
Str. Armeneasca 28/1, office 1, Chisinau MD-2012, Republic of Moldova, Europe
Printed at: see last page
ISBN: 978-620-8-33702-5

Agradecimentos

Antes de mais, estou profundamente grato a Alá que me ajudou a realizar este trabalho.

Não há palavras para expressar os meus agradecimentos à Dra. Nehad Fekry, Professora de Administração de Enfermagem, Universidade do Cairo, pelo seu grande apoio, encorajamento contínuo e conselhos valiosos, bem como pelo tempo que dedicou à perfeição deste trabalho.

Gostaria de exprimir o meu maior apreço à Dra. Eglal Ahmed , Professora Assistente de Administração de Enfermagem, Universidade do Cairo, pela sua amável ajuda, pelos seus conselhos abrangentes e pelos esforços e tempo que dedicou à realização deste trabalho.

Quero expressar a minha mais profunda e sincera gratidão à minha mãe, que esteve sempre ao meu lado, dando-me todo o apoio ao longo da minha vida.

Gostaria de expressar o meu sincero apreço ao meu marido, pelo seu apoio, tolerância e devoção. Um grande agradecimento ao meu irmão, às minhas irmãs e aos meus adoráveis filhos.

Gostaria de expressar a minha profunda gratidão aos professores do Departamento de Administração de Enfermagem que pensaram muito em mim e me deram muito tempo, conselhos generosos e encorajamento. Quero expressar os meus sinceros agradecimentos aos meus colegas pela sua cooperação, cortesia, gentileza e apoio que me deram.

Estou profundamente grata a todos os enfermeiros dos participantes e aos membros da equipa de saúde do hospital universitário de El Manial pela sua enorme ajuda e apoio.

O investigador

Nadia Taha

ÍNDICE DE CONTEÚDOS

Capítulo 1	**4**
Capítulo 2	**9**
Capítulo 3	**51**
Capítulo 4	**59**
Capítulo 5	**80**
Capítulo 6	**93**

Resumo

O objetivo deste estudo foi examinar o impacto do empowerment no local de trabalho no controlo dos enfermeiros sobre a sua prática e na sua satisfação profissional no Hospital Universitário El Manial. O estudo foi efectuado em 28 unidades intermédias e UCI. A amostra do estudo foi constituída por 75 enfermeiros. Os dados foram recolhidos com recurso a três instrumentos: o questionário sobre o empowerment no local de trabalho, o questionário sobre o controlo da prática e o questionário sobre a satisfação profissional. Os resultados mostraram que os enfermeiros do Hospital Universitário de El- Manial tinham pouco acesso a estruturas de capacitação no local de trabalho, um nível moderado de controlo sobre a sua prática e um nível moderado de satisfação profissional. O empowerment no local de trabalho tinha uma relação elevada, positiva e estatisticamente significativa com o controlo dos enfermeiros sobre a sua prática e com a satisfação no trabalho. No entanto, foi considerado muito importante para os enfermeiros terem controlo sobre a sua prática e, por sua vez, isso pode conduzir à satisfação no trabalho. As principais recomendações do estudo foram as seguintes: os gestores terão de se concentrar menos no controlo e mais na coordenação, integração e facilitação do trabalho dos enfermeiros. Os enfermeiros devem receber a formação necessária para desenvolverem competências e tomarem decisões. Os enfermeiros devem participar na tomada de decisões relativas aos recursos físicos e financeiros dos cuidados de saúde. Fluxo aberto de informação que inclui o fluxo de informação descendente e ascendente. A visibilidade dos enfermeiros gestores a todos os níveis no contexto clínico é um indicador importante de apoio e dá aos enfermeiros clínicos a oportunidade de demonstrarem os seus conhecimentos clínicos e de serem reconhecidos pelas suas competências. Práticas de gestão participativa, sistema de governação partilhada, delegação, descentralização e criação de unidades de trabalho autónomas. Os enfermeiros gestores devem prestar especial atenção aos talentos, experiências e níveis de formação dos enfermeiros ao planearem ou atribuírem funções e responsabilidades. Foram recomendados programas de desenvolvimento profissional, incluindo programas de formação contínua e em serviço, tanto para o pessoal como para os gestores, para aprender e progredir.

(Palavras chave: Local de trabalho, Empowerment, Poder formal, Poder informal, Enfermeiros, Controlo sobre a prática, Satisfação profissional)

CAPÍTULO I
INTRODUÇÃO

A capacitação no local de trabalho é uma estratégia de gestão que se tem revelado bem sucedida na criação de ambientes de trabalho positivos nas organizações. Nenhuma organização pode sobreviver sem alguma capacitação dos funcionários, proporcionando a formação e a experiência necessárias para que cada funcionário seja eficaz na sua posição. A prática de dar poder aos subordinados é uma componente principal da eficácia da gestão e da organização (Forrester, et al., 2000).

A enfermagem é uma profissão dinâmica em que os enfermeiros têm cada vez mais responsabilidades e prestam cuidados de enfermagem mais complexos. Um tema comum na literatura atual sobre administração de enfermagem é a necessidade de criar um ambiente de trabalho mais capacitado no contexto da enfermagem. Embora a maior parte dos profissionais de saúde sejam enfermeiros, o apoio organizacional a estes profissionais continua a ser reduzido (Laschinger, et al., 2001). Devido ao desenvolvimento contínuo da função de enfermagem, as organizações de cuidados de saúde têm o dever de assegurar que a sua força de trabalho está a prestar os mais elevados padrões de cuidados e a satisfazer as expectativas dos doentes. Esta é uma tarefa que cabe frequentemente aos gestores de enfermagem e a capacitação é uma ferramenta eficaz que os líderes de enfermagem podem utilizar para aumentar a competência e a confiança da sua equipa de enfermagem. Os enfermeiros capacitados são uma componente integral do sucesso da instituição (Eylon & Bamberger, 2000).

O esforço que a direção faz para capacitar o seu pessoal será provavelmente recompensado por uma maior satisfação dos doentes e uma melhor imagem do hospital como uma organização de cuidados de qualidade. A capacitação pode, portanto, servir como uma ferramenta altamente eficaz para os hospitais que procuram obter o estatuto Magnet ou melhorar a qualidade dos seus cuidados globais (Ozaralli, 2003).

A estrutura organizacional tem uma influência direta no comportamento dos enfermeiros. O comportamento de um enfermeiro é parcialmente afetado pela quantidade de autoridade, tipo de poder e nível de capacitação (Smith, 2008). O empoderamento é a partilha de influência. Os comportamentos associados ao empowerment incluem o prazer no desenvolvimento de um funcionário, a compreensão de que as visões são alcançadas por equipas e a ajuda aos funcionários para atingirem os seus objectivos pessoais (Allender & Spradely, 2001).

Dewettinck (2007) indica que o empoderamento consiste em partilhar com os empregados da linha da frente quatro ingredientes organizacionais: informação sobre o desempenho da organização; conhecimentos que permitem aos empregados compreender e contribuir para o desempenho da organização; recompensas baseadas no desempenho da organização e poder para tomar decisões que influenciam a direção e o desempenho da organização. A capacitação existe quando as organizações implementam práticas que distribuem o poder, a informação, o conhecimento e as recompensas por toda a organização. O empowerment não é dar poder às pessoas, mas sim libertar esse poder e é uma questão orientada por valores de cima para baixo (Blanchard, Carlos & Randolph 2001).

A investigação em curso sobre o empoderamento em enfermagem tem demonstrado que os enfermeiros empoderam os outros através da partilha das fontes de poder. Os enfermeiros com poder de ação sofrem menos de burnout (Laschinger, et al., 2003) e menos tensão no trabalho (Laschinger, Finegan, & Shamian, 2001). Em contrapartida, a falta de poder, ou a incapacidade de atuar, gera sentimentos de frustração e fracasso nos enfermeiros, embora estes possam continuar a ser responsáveis (Laschinger & Havens, 1996).

Importância do estudo

A revisão de investigações e a observação durante a prática em diferentes hospitais mostraram que a principal razão para os enfermeiros abandonarem as áreas de trabalho são as condições de trabalho insatisfatórias. Estas condições de trabalho incluem a falta de autonomia, a incapacidade de tomar decisões clínicas, o elevado número de doentes, a falta de acesso à informação e aos recursos e a falta de apoio por parte da direção (Mohamed, 1998 e Strachot, Normandin, Brien, Clary, & Krukow, 2003). No Egito, foram realizados muito poucos estudos sobre o empowerment no local de trabalho. Hamdy (2002) referiu que apenas 4,3% dos enfermeiros do pessoal concordavam que o trabalho dos enfermeiros lhes permitia tomar as suas próprias decisões. Além disso, Colgrove (2002) verificou que a perceção da autonomia no trabalho tinha um efeito direto na satisfação no trabalho, o que, por sua vez, afectava diretamente a forma como os doentes sentiam os cuidados prestados pelo pessoal de enfermagem. Os enfermeiros que se sentem capacitados têm mais probabilidades de melhorar os cuidados prestados aos clientes através de uma prática profissional mais eficaz. Assim, ao fornecer as fontes de capacitação e autonomia relacionadas com o trabalho, os métodos de trabalho e os resultados podem ser melhorados. Enquanto os enfermeiros trabalharem num clima de incerteza e de desempoderamento, juntamente com elevadas exigências organizacionais, esta condição ameaça o bem-estar físico e emocional dos enfermeiros e a própria profissão (Hart & Eli.2005). Assim, o presente estudo centrou-se nos enfermeiros que trabalham em unidades de cuidados intensivos - onde existe uma elevada carga de trabalho, bem como urgência e individualidade nas necessidades dos doentes, sendo obrigatória uma elevada qualidade dos cuidados - e espera-se que os resultados constituam uma base para a exploração dos factores no local de trabalho que capacitam ou impedem os enfermeiros de controlar a sua prática e, subsequentemente, a satisfação profissional.

Objetivo do estudo

O objetivo deste estudo é examinar o impacto do empowerment no local de trabalho no controlo dos enfermeiros sobre a sua prática e na sua satisfação profissional no Hospital Universitário de El Manial.

Hipóteses de investigação

Com base na revisão da literatura e nas proposições da teoria de Kanter, foram desenvolvidas as seguintes hipóteses: -

1- Quanto mais elevada for a pontuação da perceção dos enfermeiros sobre o empowerment no local de trabalho, mais elevada será a pontuação da sua perceção de controlo sobre a sua prática.

2- Quanto mais elevada for a pontuação da perceção de empowerment no local de trabalho dos enfermeiros, mais elevada será a pontuação da sua perceção de satisfação no trabalho.

Definições operacionais

Os termos apresentados a seguir foram definidos para efeitos do presente estudo:- -Emprego no local de trabalho:

O empowerment é o poder de criar e manter um ambiente de trabalho. Resulta da capacidade de aceder e mobilizar informação, apoio, recursos e oportunidades a partir da posição de cada um na organização (Kanter, 1993). Os componentes do empowerment estrutural são a informação, o apoio, os recursos e as oportunidades.

- Informação - os dados, o conhecimento técnico e a experiência necessários para funcionar eficazmente na sua posição. "Conhecimento sobre objectivos de trabalho, planos, decisões organizacionais e mudanças nas políticas, relações ambientais e decisões futuras numa organização"

- Apoio - o feedback e a orientação recebidos de superiores, pares e subordinados.

- Recursos - a capacidade de exercer influência na organização para obter os materiais necessários. Exemplos disso são os equipamentos, os fornecimentos, o espaço e os recursos humanos necessários para efetuar o trabalho.

- Oportunidade - a expetativa de perspectivas futuras positivas. Inclui crescimento, um sentido de desafio e a possibilidade de aprender e progredir.

- Controlo da prática de enfermagem (C/NP)

O controlo da prática de enfermagem é a autoridade para agir de acordo com os conhecimentos e a opinião dos peritos. Envolve o controlo sobre o conteúdo e o contexto da prática de enfermagem.

- O controlo do conteúdo da prática de enfermagem é constituído pelas actividades envolvidas no trabalho propriamente dito, como a prestação de cuidados aos doentes e a interação com os médicos e outros membros da equipa.
- O controlo sobre o contexto da prática de enfermagem é o processo participativo de tomada de decisões e de participação nas políticas e procedimentos que afectam o trabalho e a prática dos enfermeiros.

Quadro teórico

Teoria do Empoderamento Estrutural:

A teoria do empowerment estrutural afirma que a oportunidade e o poder nas organizações são essenciais para o empowerment e devem estar disponíveis para todos os empregados para maximizar a eficácia e o sucesso organizacional. A teoria do empowerment estrutural foi desenvolvida por Kanter (1977), que considera que o comportamento dos trabalhadores no trabalho resulta das condições e situações no local de trabalho e não de atributos pessoais (Laschinger & Havens, 1996).

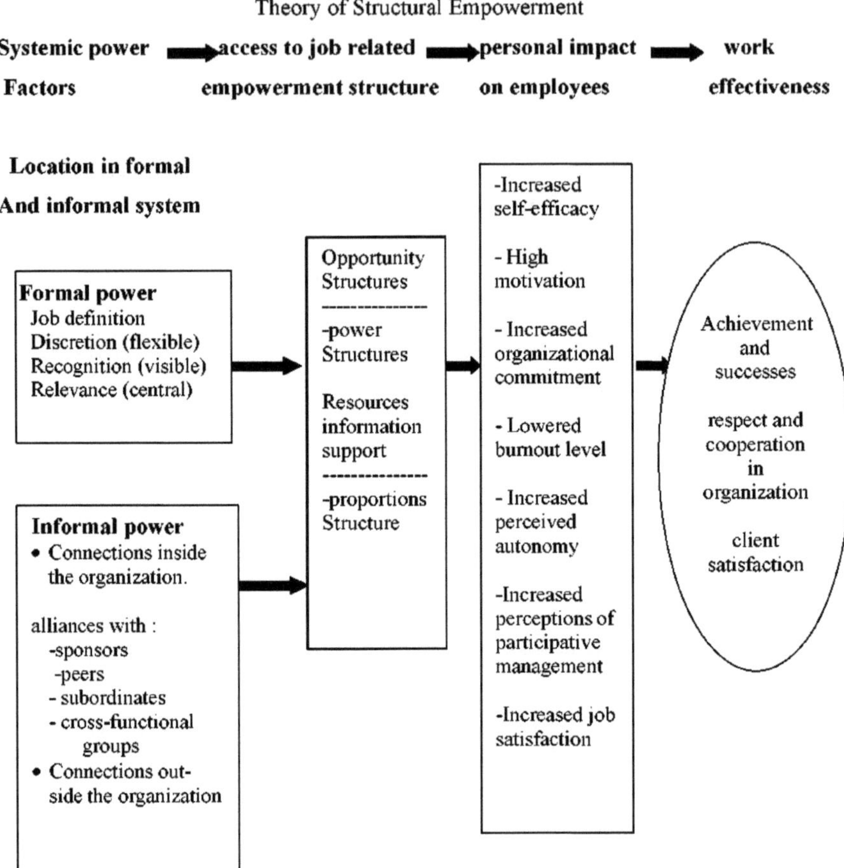

Figura (1): Relações entre conceitos na teoria estrutural do poder de Kanter nas organizações. uma revisão dos estudos que testam a teoria do poder estrutural de Kanter nas organizações. Nurs Adm Q. 1996; 20(2):25-41. Copyright 1996, Aspen Publishers Inc.

CAPÍTULO II

Revisão da literatura

Numa análise de 20 anos de investigação sobre o empowerment, Spreitzer (2007) refere que existem dois aspectos do empowerment no local de trabalho que definem a experiência de empowerment nas organizações: o empowerment estrutural "acesso a condições que permitem um desempenho ótimo da função" e o empowerment psicológico "cognições do empregado em resposta ao trabalho em condições de empowerment". Em conjunto, a capacitação estrutural e psicológica representa uma abordagem poderosa para criar locais de trabalho que atraiam e retenham indivíduos nas organizações.

Uma análise aprofundada da literatura sobre empowerment revela diferentes conceitos e definições do conceito de empowerment. No entanto, a maioria das definições concorda que o empowerment tem a ver com o facto de dar aos trabalhadores mais autoridade e discrição em questões relacionadas com a tarefa e o contexto (Berber & Karabulut 2002). O empowerment é definido como o facto de os trabalhadores terem uma capacidade autónoma de tomada de decisões e agirem como parceiros na empresa, tudo isto tendo em vista o resultado final. Kreisberg, (2009) indicou que o empowerment era um conceito complexo e multidimensional e que descrevia um processo e não um acontecimento.

O empoderamento está no centro da Teoria Estrutural do Poder nas Organizações de Kanter (1979). Kanter identifica que as estruturas importantes para o crescimento do empoderamento são o acesso à informação, a disponibilização dos recursos e do apoio adequados para realizar as tarefas necessárias a um nível elevado de realização e o acesso a programas que permitam aos indivíduos desenvolver e melhorar a sua experiência profissional.

Com base no trabalho de Kanter, Laschinger e Havens (1996) definiram a capacitação no local de trabalho como condições criadas para reforçar a capacidade e a motivação das pessoas para desenvolverem e utilizarem da forma mais construtiva possível os seus talentos e experiência. Sugerem que a falta de acesso a estruturas de empowerment no trabalho, tais como oportunidades, informação, recursos e apoio, é suscetível de conduzir à frustração. O acesso a estas estruturas de empowerment é influenciado pelo grau de poder formal e informal de que um indivíduo dispõe na organização (Lashinger & Sabsiton, 2000).

O poder formal resulta do facto de se ter um emprego que proporciona flexibilidade, visibilidade, reconhecimento e é relevante para os principais processos organizacionais. Também se refere à autoridade para fazer as coisas. Geralmente, a quantidade de poder formal que os indivíduos têm está associada à sua posição na hierarquia organizacional (Spence Laschinger, 2007). O poder informal deriva do desenvolvimento de alianças ou relações entre departamentos para além das fronteiras departamentais e com pessoas externas à organização. Isto inclui relações com pessoas influentes, pares e subordinados. As pessoas com poder formal e informal estão em posição de obter acesso a estruturas de trabalho que lhes permitem ou dão poder para realizar o seu trabalho (Lashinger & Sabsiton, 2000).

Definições e caraterísticas do empoderamento

O empowerment tem sido definido de várias formas diferentes e pode ser descrito, em termos de teorias organizacionais, como um processo que conduz à produtividade individual e colectiva. Em termos de teoria psicológica social, o empowerment é visto da perspetiva do indivíduo e é descrito como um processo dinâmico que envolve elementos ambientais e a sua influência no indivíduo (Kuokkanen, 2000).

A capacitação estrutural ou no local de trabalho centra-se na capacitação de práticas de gestão, tais como a delegação da tomada de decisões dos níveis superiores para os níveis inferiores da organização e o aumento do acesso à informação e aos recursos entre os indivíduos dos níveis inferiores (Heller, 2003). Além disso, o empowerment consiste em criar e manter um ambiente de trabalho que facilite a escolha do trabalhador de investir nas suas próprias acções e comportamentos pessoais, resultando em contribuições positivas para a missão da organização (Marquis & Huston, 2000).

Para além da ideia de transferência de poder, as definições de empoderamento incluem o desenvolvimento de uma autoestima positiva e o reconhecimento do valor de si próprio e dos outros. O empoderamento foi descrito como um estado resultante da valorização dos outros e relacionado com a ideia de que se pode valorizar os outros se não se valorizar a si próprio. Consequentemente, os enfermeiros não podem dar poder a não ser que eles próprios o tenham. O empoderamento foi descrito como um processo de mudança e melhoria do mundo através da utilização dos recursos disponíveis. Do mesmo modo, a capacitação é vista como um processo mútuo de partilha e desenvolvimento (Emmanuelle, 2007).

O empoderamento é o sentido de propriedade do trabalho que advém do facto de se compreender como o trabalho se enquadra no quadro geral. Significa compreender o que é exigido aos trabalhadores, ser capaz de avaliar os seus resultados e progressos e sentir-se diretamente responsável por eles (Heller, 2003). Além disso, o empoderamento significa conhecer os limites da autoridade e da responsabilidade, tomar decisões significativas, participar noutras decisões e ser respeitado como um adulto que contribui e pensa. O empowerment confere significado, responsabilidade, interesse, entusiasmo, desafio e diversão aos empregos. Dá ao empregado a capacidade de gerir e adaptar-se a um ambiente organizacional em mudança (Kreisberg, 2009). Em termos simples, a capacitação parece ser o processo de permitir ou transmitir a transferência de poder de um indivíduo ou grupo para outro. Inclui os elementos de poder, autoridade, escolha e permissão. A capacitação centra-se mais nas soluções do que nos problemas. Inclui a possibilidade de as pessoas reconhecerem a sua força, os seus direitos, as suas capacidades e o seu poder pessoal (Wiles, et al., 2001).

Importância do empoderamento

Os trabalhadores desempenham um papel fundamental no sucesso de uma organização (Kreisberg, 2003). Por isso, muitas organizações actuais adoptaram estas estratégias que as ajudam a alcançar o crescimento e o sucesso nas suas empresas:

- Ambiente positivo: A responsabilização dos trabalhadores leva à criação de um ambiente positivo no local de trabalho, o que conduzirá a um aumento da produtividade e da moral dos trabalhadores, pelo que a organização ganha com o aumento da produtividade e da eficiência no local de trabalho. A responsabilização dos trabalhadores aumentará a aprendizagem, o crescimento, a melhoria e o reforço da capacidade de desempenho dos trabalhadores (Kreisberg, 2003).
- Criatividade: O empoderamento implica permitir que os trabalhadores tomem decisões por si próprios e resolvam problemas, o que aumenta a sua criatividade e melhora o ambiente de trabalho, o que incentiva um ambiente de trabalho positivo em que os trabalhadores estão em posição de se tornarem mais criativos e produtivos para a organização (Kreisberg, 2003).
- Produtividade: A capacitação garante que os trabalhadores executam as suas tarefas da forma mais eficaz, poupando tempo e energia, pelo que os trabalhadores se tornam mais produtivos do que numa organização que não capacita os seus trabalhadores, pelo que há um aumento da produtividade dos trabalhadores, o que beneficiará a organização. Os enfermeiros capacitados contribuem de forma produtiva para a organização de cuidados de saúde. Participam mais ativamente nas actividades organizacionais e apresentam um moral mais elevado. Os enfermeiros capacitados são mais susceptíveis de delegar, de se empenharem e de estarem dispostos a exercer as suas necessidades individuais para o bem do hospital.
- Motivação: O empowerment dos trabalhadores motivá-los-á, o que, por sua vez, aumentará a produtividade dos trabalhadores. A motivação resultante do empowerment aumentará o empenhamento dos trabalhadores e, consequentemente, o trabalhador ficará mais satisfeito com

o seu trabalho (Kreisberg, 2003).

- Trabalho em equipa: O empoderamento incentivará o trabalho em equipa e, consequentemente, aumentará a motivação para realizar as tarefas.
- Reduzir os conflitos: Reduzirá os conflitos entre gestores e trabalhadores; além disso, haverá uma diminuição da procura de supervisores e administradores, reduzindo o custo de produção na organização, o que resultará numa maior vantagem competitiva da organização em relação aos seus concorrentes. Além disso, o envolvimento dos trabalhadores no processo de tomada de decisões aumentará a possibilidade de os trabalhadores concordarem com as mudanças na organização.
- Trabalhadores mais qualificados: Através do empowerment, os trabalhadores tornam-se mais qualificados graças à educação e formação oferecidas pela organização, o que conduzirá a um aumento da produtividade dos trabalhadores, que também aumentarão as suas competências em resultado da formação oferecida (Kreisberg, 2003)

Empoderamento no local de trabalho

Os académicos e profissionais da gestão contemporânea utilizaram três lentes diferentes para estudar e compreender o empowerment: (1) o empowerment sócio-estrutural, (2) o empowerment psicológico e (3) o empowerment crítico.

(1) - A capacitação socio-estrutural: -

A perspetiva socio-estrutural tem as suas raízes nos valores e ideais da democracia, em termos gerais. Nesta perspetiva, o empowerment está ligado a uma crença numa política democrática em que o poder reside nos indivíduos a todos os níveis de um sistema (Cooper, 2003). O sucesso e a legitimidade do empowerment enquanto democracia assentam num sistema que facilita e promove a participação da maioria, se não de todos, os trabalhadores (Cooper, 2003). É claro que, em contraste com uma democracia formal em que cada pessoa tem um voto igual e a maioria governa, a maioria das organizações fica muito aquém de seguir o princípio da igualdade de voto e da regra da maioria dos trabalhadores (Eylon, 2002). No entanto, esta perspetiva sócio-estrutural centra-se na partilha do poder através de um sistema, em que o poder é conceptualizado como tendo autoridade formal ou controlo sobre os recursos organizacionais (Conger & Kanungo, 1988). A tónica é colocada na participação dos trabalhadores através de uma maior delegação de responsabilidades ao longo da cadeia de comando organizacional.

Nesta perspetiva, os trabalhadores não são capacitados porque os gestores lhes dizem que o são ou porque as empresas emitem declarações dizendo que os trabalhadores são capacitados. Em vez disso, a perspetiva sócio-estrutural realça a importância de alterar as políticas, práticas e estruturas organizacionais, afastando-as dos sistemas de controlo do topo para a base, em direção a práticas de elevado envolvimento (Bowen, & Lawler, 2005).

Walsh et al. (2003) concluíram que a natureza das relações na vida organizacional cria ligações significativas, dá energia às pessoas e ajuda a remover as barreiras à capacitação. Além disso, Bartunek & Spreitzer, (2006) concluíram que a participação em intervenções de mudança era fundamental para que a intervenção de capacitação funcionasse, porque a participação facilitava a mudança de comportamento individual necessária para que a capacitação se concretizasse.

Bowen e Lawler (2005) construíram um modelo socioestrutural de capacitação bem conhecido e concluíram que a capacitação dos trabalhadores é uma função das práticas organizacionais que distribuem o poder, a informação, o conhecimento e as recompensas por toda a organização. Quanto mais poder, informação, conhecimento e recompensas forem dados aos trabalhadores, mais capacitados eles são. É claro que, como os quatro elementos são interdependentes, devem ser alterados em conjunto para se obterem resultados positivos. Por outras palavras, se uma organização partilhar informações sensíveis com os empregados, mas não partilhar poder, formação ou recompensas, a capacitação não se enraizará.

O êxito ou o fracasso da atribuição de poderes aos trabalhadores depende da capacidade dos gestores para conciliar a potencial perda de controlo inerente às práticas de atribuição de poderes com a necessidade organizacional de congruência de objectivos. A definição de limites claros para a atribuição de poderes e a criação de relações de confiança têm-se revelado mecanismos eficazes para reduzir o risco deste tipo de risco moral (Blanchard, Carlos, & Randolph, 2001).

A perspetiva socio-estrutural do empowerment está enraizada nas teorias do intercâmbio social e do poder social, com ênfase na partilha da autoridade entre superior e subordinado. No entanto, os teóricos do empowerment consideraram esta perspetiva limitativa porque não aborda a natureza do empowerment tal como é vivido pelos colaboradores. Nalgumas situações, o poder, o conhecimento, a informação e as recompensas tinham sido partilhados com os empregados, mas estes continuavam a sentir-se destituídos de poder. Noutras situações, os indivíduos não dispunham de todas as caraterísticas objectivas de um ambiente de trabalho capacitante, mas mesmo assim sentiam-se e agiam de forma capacitada (Spreitzer et al., 2001).

(2) - A capacitação psicológica:- A capacitação psicológica

O empowerment psicológico refere-se a um conjunto de condições psicológicas necessárias para que os indivíduos se sintam no controlo do seu próprio destino. Conger e Kanungo (1988) foram dos primeiros a definir o empowerment numa perspetiva psicológica. Em contraste com a perspetiva socio-estrutural, que equiparava o empowerment à delegação de autoridade e à partilha de recursos, Conger e Kanungo (1988) consideraram que o empowerment permite ou reforça a eficácia pessoal. Thomas e Velthouse (2000) desenvolveram esta concetualização psicológica inicial, definindo a capacitação como motivação intrínseca para a tarefa, que consiste em quatro dimensões: significado, competência, autodeterminação e escolha.

O significado implica uma adequação entre as necessidades do papel profissional e as crenças, valores e comportamentos do indivíduo. A competência refere-se à auto-eficácia específica do trabalho, uma crença na capacidade de realizar actividades profissionais com destreza (Bandura, 2001). A autodeterminação é um sentido de escolha para iniciar e regular as acções de uma pessoa (Deci, Connell, & Ryan, 2002). A autodeterminação reflecte a autonomia sobre o início e a continuação do comportamento e dos processos de trabalho (por exemplo, tomar decisões sobre os métodos de trabalho, o ritmo e o esforço) (Bell & Staw, 2002). Por último, o impacto é o grau em que se pode influenciar os resultados estratégicos, administrativos ou operacionais no trabalho (Ashforth, 2002). No seu conjunto, estes quatro conhecimentos reflectem uma orientação ativa, e não passiva, para a função profissional.

Spreitzer (2005) desenvolveu uma escala de quatro dimensões numa tentativa de medir estas quatro dimensões. Esta medida foi posteriormente validada por Kraimer et al (2007). Ao contrário da perspetiva sócio-estrutural, em que existem várias formas de medir o empowerment (incluindo medidas de delegação, participação e descentralização), na perspetiva psicológica, esta única medida tem dominado a investigação empírica. Como resultado, a investigação empírica floresceu na perspetiva psicológica do empowerment, uma vez que os estudos de investigação foram capazes de se basear claramente uns nos outros no desenvolvimento de uma rede homológica de empowerment no local de trabalho.

(3) A capacitação crítica:-

Os teóricos críticos e pós-modernos do empowerment defendem que, sem as estruturas formais de poder de propriedade e representação direta dos trabalhadores, as intervenções típicas de empowerment são, de facto, desempoderadoras (Wendt, 2001), porque o verdadeiro poder ainda reside no topo da organização (Boje & Rosalie, 2001). Estes teóricos defendem que sentir-se capacitado não é o mesmo que ter poder. Observam como as discussões sobre o poder estão manifestamente ausentes na literatura sobre o empoderamento (Hardy & Leiba-O'Sullivan, 2008).

Além disso, estes teóricos reconhecem que as intervenções de capacitação criam por vezes mais controlos sobre os trabalhadores através de meios menos óbvios. Por exemplo, Barker (2003) descobriu que uma intervenção centrada na atribuição de poderes aos trabalhadores, colocando-os em equipas de trabalho, resultou numa grande pressão dos pares que fez com que os trabalhadores se sentissem cada vez mais controlados e sem poder. Assim, a não ser que o poder seja concedido aos trabalhadores através de uma verdadeira propriedade e controlo na empresa, os teóricos críticos questionam até que ponto as intervenções de empowerment podem ser verdadeiramente empoderadoras (O'Connor, 2001).

Olhando para estas três perspectivas, elas são complementares entre si. Cada uma delas fornece uma perspetiva diferente para compreender o empowerment no local de trabalho. A perspetiva sócio-estrutural centra-se na organização. A perspetiva psicológica aprofunda-se no indivíduo e na sua experiência. E a perspetiva crítica centra-se na natureza política do empoderamento e no potencial de dominação. O desafio é fornecer uma perspetiva mais integradora sobre o empoderamento que combine as três perspectivas e que ligue a teoria do empoderamento mais explicitamente à mudança e ao desenvolvimento organizacional.

Fontes de empoderamento

É amplamente aceite que os indivíduos são responsáveis pela sua própria capacitação. A direção pode abrir a porta, mas os indivíduos devem assumir a responsabilidade de passar por ela. Os defensores desta forma de pensar acreditam que os líderes ou as organizações não dão poder às pessoas. Apenas ajudam as pessoas a ficarem capacitadas. Bandura (2001), um psicólogo bem conhecido, refere que os líderes ajudam os empregados a acreditar que podem realizar coisas por si próprios. Outros acreditam que a capacitação é inerentemente uma ação organizacional ou de liderança. O empowerment vem do indivíduo; as acções organizacionais e de liderança criam o ambiente propício ao empowerment.

Algumas pessoas geram mais energia de capacitação do que outras que têm as mesmas oportunidades e o mesmo ambiente. Eles aproveitam todas as oportunidades de empowerment, enquanto outros se mostram relutantes. Pode-se especular sobre as razões para os diferentes níveis de aceitação das oportunidades de empowerment, As pessoas que têm poucas oportunidades de ação independente, de responsabilidade, ou de apropriação do trabalho ou da tarefa, sentem-se frustradas e desapontadas. As acções dos líderes devem ser adaptadas a estas diferenças individuais. Algumas pessoas necessitarão de mais tempo e treino para desenvolverem a confiança necessária em si próprias e na sua organização para produzirem níveis significativos de energia de empowerment (Cooper, 2003).

O processo de capacitação

O processo de capacitação não é um programa ou projeto simples. De facto, Clifford (2002) defende que a impotência pode ser sustentada pela criação de modelos ineficazes de partilha de poder com os enfermeiros do pessoal. Lashinger e Havens (2006) sublinham que todos os níveis de liderança dos enfermeiros devem estar genuinamente empenhados numa visão partilhada da promoção de um comportamento capacitado por parte do pessoal, caso contrário os esforços serão contraproducentes. Kreitner e Kinicki (2008) alertam para o facto de que entregar o poder de decisão a funcionários pouco dispostos e/ou despreparados é ingénuo e inútil. Por conseguinte, o processo de criação de um ambiente capacitado depende da relação simbiótica entre o enfermeiro, o ambiente e os estilos de liderança. Em primeiro lugar, as caraterísticas profissionais do enfermeiro são como um terreno fértil à espera de ser cultivado. Em segundo lugar, o ambiente de trabalho deve apoiar a enfermeira no seu crescimento profissional e na prestação de cuidados aos doentes. Por último, o estilo de liderança de apoio nutre a enfermeira no sentido da capacitação. Não é possível criar um ambiente capacitado sem que cada componente esteja presente; por conseguinte, estes ingredientes constituem a tríade da capacitação.

I- Caraterísticas profissionais:

Existem caraterísticas profissionais que condicionam a capacidade dos enfermeiros para se capacitarem. Os enfermeiros devem ter um sentido de valor relativamente ao seu trabalho. Devem exercer a sua atividade em toda a extensão do seu âmbito de prática e ser membros iguais de uma equipa interdisciplinar abrangente (Sheer, 2006). Isto significa a colaboração no planeamento dos cuidados ao doente, na resolução de problemas e na definição de objectivos. Como contribuinte igual para a equipa, o enfermeiro assume a responsabilidade e aceita a prestação de contas.

A estratégia dos traços profissionais para desenvolver a capacitação dos enfermeiros inclui a educação, a tutoria, o ativismo político, as filiações profissionais e o trabalho em rede

(Sheer, 2006). A educação é fundamental, uma vez que permite ao enfermeiro alcançar uma "perspetiva mais ampla e um conhecimento e apreciação da capacidade de funcionar como membro de uma equipa num sistema de cuidados de saúde em mudança". A formação dos enfermeiros para a capacitação deve incluir técnicas de liderança para preparar o enfermeiro para o papel integrador e colaborativo (Sheer, 2006).

A tutoria proporciona a orientação de um profissional experiente para que um enfermeiro menos experiente possa aprender e crescer. Os comportamentos mais benéficos do mentor são o encorajamento e o reconhecimento do potencial, a inspiração e a modelação de papéis, e a promoção de oportunidades e responsabilidades. Estes comportamentos significativos promovem a autoestima, a confiança e o apoio (Weston, 2006).

O ativismo político proporciona um enquadramento para ligar a política e a política à prática de enfermagem. O conhecimento do sistema de cuidados de saúde, bem como a capacidade de comunicar o que é necessário para os cuidados de saúde actuais, é um instrumento poderoso para influenciar essas decisões (Clifford, 2002). Essas decisões afectam o público, bem como a sua prática profissional. A partilha destes pontos de vista e visões com os decisores políticos permite que os enfermeiros sintam a importância da sua mensagem.

As organizações profissionais oferecem aos enfermeiros a oportunidade de trocar ideias, conceitos e visões. Estas organizações identificam questões de interesse para a enfermagem e para a prestação de cuidados de saúde e chamam a atenção do público para elas. Os indivíduos filiados em organizações profissionais alcançam o crescimento pessoal e são fundamentais para moldar a prática da enfermagem. O trabalho em rede é uma consequência das organizações e filiações profissionais. Os seus benefícios incluem a partilha de informações, o feedback, as referências, a melhoria da autoestima e um sentido de colegialidade com os outros. Um trabalho em rede eficaz pode resultar em poder pessoal (Weston, 2006).

II- O ambiente:- O ambiente

O ambiente em que o profissional de enfermagem trabalha é influente no desenvolvimento de um comportamento capacitado. Os enfermeiros profissionais não funcionam num vácuo (Clifford, 2002). Precisam de um ambiente que encoraje a capacitação. A criação do ambiente físico pode ser possivelmente a componente mais difícil da tríade da capacitação. As limitações impostas pelo espaço de trabalho e as restrições orçamentais da direção podem impedir o ambiente ideal de capacitação. Os enfermeiros e os líderes de enfermagem não devem permitir que as frustrações de tais restrições bloqueiem os seus esforços de colaboração. Podem aceitar a dupla responsabilidade de criar o seu ambiente de empowerment através de um apelo unido.

Maslow ilustra uma hierarquia de necessidades que fornece motivação para o comportamento humano. Segundo McGraw (2002), a hierarquia vai da mais básica, a fisiológica, à mais sofisticada, a auto-realização. As necessidades que motivam o comportamento são apenas aquelas que estão insatisfeitas. Assim, até que as necessidades básicas sejam satisfeitas, as necessidades mais elevadas não são motivadoras. Uma vez satisfeitas, as necessidades básicas deixam de motivar, enquanto as necessidades mais elevadas o fazem.

O enfermeiro profissional não pode alcançar a capacitação se houver necessidades insatisfeitas no seu ambiente de trabalho. Essas necessidades de empowerment são paralelas à hierarquia de Maslow, com a auto-realização equivocada ao empowerment no topo da pirâmide. O empowerment é então visualizado como o comportamento mais sofisticado e integrado que se espera dos empregados. Os outros suportes ambientais do empowerment são também paralelos às necessidades classificadas por Maslow. É irrealista para a organização esperar que os colaboradores se comportem de forma empoderada até que os apoios pré-requisitos sejam satisfeitos.

De acordo com McGraw (2002), as necessidades fisiológicas de Maslow são congruentes com um ambiente de trabalho limpo e confortável. A limpeza pode parecer uma questão menor, mas transmite aos empregados a ideia de que são valorizados e merecedores. Um balneário sobrelotado ou uma sala de estar pouco higiénica podem enviar uma mensagem negativa aos empregados. Se os empregados devem cuidar dos clientes, os líderes devem primeiro cuidar dos empregados. As necessidades de segurança são interpretadas no modelo de empowerment como segurança organizacional. Os empregados precisam de um ambiente de trabalho não ameaçador, competência generalizada e segurança razoável no emprego. Colegas de trabalho ou supervisores hostis esgotam a energia emocional, tornando improvável o desenvolvimento do empowerment.

As necessidades sociais correspondem à cultura organizacional. O trabalhador deseja um sentimento de aceitação, pertença e empenhamento organizacional. Essas culturas organizacionais fornecem apoio social que incentiva a contribuição e a assunção de riscos (McGraw, 2002). A estima organizacional é o grau em que os gestores transmitem mensagens de agradecimento e apreciação. Seria raro que um funcionário assumisse trabalho e riscos adicionais sem saber que o seu comportamento será considerado positivamente. A parte mais crítica da estima organizacional é apoiar os funcionários cujas tentativas de melhoria resultaram em fracasso. Apoiar visivelmente um funcionário apesar de um fracasso gera confiança. Sem confiança, é impossível correr o risco de sugerir novas ideias ou implementar novos procedimentos. Sem confiança, os empregados não podem alcançar o empowerment.

III- Estilo de liderança:-

Um estilo de liderança eficaz é parte integrante da criação de um ambiente que fomente o desenvolvimento de uma equipa de enfermagem capacitada. LaMonica (2003) define a liderança como a capacidade de "influenciar as actividades de um indivíduo ou grupo de indivíduos no sentido de atingir um objetivo ou objectivos numa situação única e determinada". A eficácia do líder é simplesmente a medida em que o grupo do líder é bem sucedido na consecução dos objectivos organizacionais.

Transformacional/Situacional

As visões tradicionais da liderança e do poder devem ser modificadas de uma perspetiva ganha-perde para uma estrutura ganha-ganha. Kreitner e Kinicki (2008) recomendam que o poder cedido resultará num maior poder ganho. Os gestores autoritários antiquados que vêem o empowerment dos trabalhadores como uma ameaça ao seu próprio poder pessoal não estão a perceber a razão do seu pensamento ganha-perde. Um gestor com poder actua como um mentor, um guia, um facilitador e um treinador. Valorizam a colaboração em vez da competição. Os gestores com poder recompensam a qualidade, reconhecem a excelência e nunca punem ou manipulam. Estes gestores não só devem estar empenhados neste estilo de liderança, como também devem estar empenhados em desenvolver o estilo dentro da sua linha de responsabilidade. Este tipo de gestor é designado por líder transformacional.

De acordo com Barker (2000), Farley (2006) e Morrison, Jones e Fuller (2007), a liderança transformacional é o método para cultivar um ambiente capacitado. O líder transformacional é aquele que consegue levar os seguidores a agir, a tornarem-se líderes e a converter os líderes em agentes de mudança. Barker (2000) afirma que a mudança, a inovação, a partilha de poder e a capacitação dos outros são as caraterísticas do líder transformacional. Farley (2006) considera que os líderes transformacionais utilizam o poder para capacitar os outros, o que permite o desenvolvimento de uma visão partilhada e de um objetivo coletivo. A liderança transformacional engloba quatro dimensões:

*Carisma - fornece uma visão e um sentido de missão.

inspiração - aumenta a confiança.

estimulação intelectual - aumenta a consciencialização do pessoal para os problemas e influencia novas abordagens de resolução de problemas.

*Consideração individual - fornece apoio, encorajamento e desenvolvimento de oportunidades para os seguidores; tolerante, mas firme, perante a resistência.

A liderança transformacional e a capacitação dos seguidores são processos deliberados que requerem uma execução sistémica. As fases da capacitação reflectem de perto a teoria do comportamento de liderança situacional. De acordo com Hersey, Blanchard e Johnson (2006), o comportamento de liderança situacional inclui quatro componentes distintas. A aplicação do estilo de comportamento de liderança adequado depende do diagnóstico exato do indivíduo, do sistema e da tarefa (LaMonica, 2003). A utilização deste quadro, juntamente com a aplicação do comportamento de liderança adequado, confere ao líder um ponto de partida com maior potencial de sucesso (LaMonica, 2003). O objetivo final de qualquer líder é a realização de tarefas designadas, bem como o desenvolvimento de seguidores que aceitem com sucesso a responsabilidade da delegação. De acordo com Kreitner e Kinicki (2008), o caminho para a capacitação divide-se em quatro segmentos: dominação, consulta, participação e delegação. É o casamento do estilo de liderança transformacional com a aplicação da teoria do comportamento de liderança situacional que abre caminho à capacitação do pessoal.

Princípios de empoderamento

A implementação dos princípios de capacitação pode ser um desafio, porque implica uma mudança radical da nossa forma tradicional de funcionamento. Os princípios seguintes incluem os elementos mais importantes para a criação de uma organização capacitada:

1- As pessoas são o recurso mais valioso de uma organização: O princípio fundamental do empowerment é que as pessoas são mais importantes do que os sistemas de gestão. A essência deste princípio é que a forma como um sistema de gestão funciona é determinada pelas pessoas que compõem a organização. Parte do princípio de que as pessoas não são dispensáveis, simplesmente porque trazem diferenças que podem forçar o sistema de funcionamento a mudar. Embora os projectos possam ir e vir, os mais vitais

Um recurso reciclável, que é utilizado vezes sem conta, são as pessoas. Por esta razão, é necessário preservar o bem-estar mental, físico, emocional e até espiritual dos trabalhadores. Na atual progressão da era da informação para a era baseada no conhecimento e para a era da espiritualidade, o desenvolvimento, a utilização e a retenção de colaboradores criativos e inovadores determinarão a sobrevivência de uma organização (Heathfield, 2006).

2- O envolvimento elevado é maximizado: O envolvimento elevado baseia-se no pressuposto de que quanto maior for o envolvimento dos trabalhadores na conceção e controlo das suas funções de trabalho, mais produtiva e eficaz será a organização. A base deste pressuposto é o facto de os sistemas de gestão estruturados limitarem seriamente as capacidades de desempenho dos trabalhadores. Para que o envolvimento elevado funcione, os trabalhadores devem assumir a responsabilidade e a obrigação de compreender e assegurar a produção bem sucedida de todo um aspeto do trabalho. Individual e coletivamente, os trabalhadores devem ter um elevado grau de autodisciplina e de autogestão para poderem trabalhar com o mínimo de supervisão ou de gestão. O facto crucial a compreender é que, no mundo hiperacelerado de hoje, o elevado envolvimento é inevitável (Morrison, Jones, & Fuller, 2007).

3- O trabalho de equipa é valorizado e recompensado: O trabalho de equipa é essencial para o sucesso do empowerment, uma vez que muito poucos produtos e serviços podem ser fornecidos hoje em dia pelos esforços de um único empregado. Quando este princípio é aplicado a uma organização, esta é vista como uma rede de centros de excelência interdependentes. O empenho em projectos de equipa deve ser equilibrado com o empenho no sucesso global da organização (Weston, 2006).

4- O crescimento pessoal e profissional é contínuo: O crescimento pessoal e o desenvolvimento profissional são um modo de vida nas organizações com empowerment. Uma vez que o empowerment é um processo dinâmico e não um objetivo específico a atingir, existe um ciclo sequencial de definição e consecução de objectivos auto-motivados, que impulsiona continuamente o reforço das capacidades dos empregados. O elevado envolvimento exige competências orientadas para as pessoas, daí a correspondente necessidade de crescimento pessoal contínuo. A maior limitação ao desempenho nas organizações de elevado envolvimento é a relutância dos trabalhadores em aceitarem proactivamente o processo de crescimento pessoal. Este princípio também torna um trabalho interessante, divertido e criativo devido à necessidade de melhoria contínua (Heathfield, 2006).

5- A responsabilidade e a prestação de contas são maximizadas: O empowerment baseia-se na maximização da responsabilidade e responsabilização individual e colectiva. Isto significa uma mentalidade predisposta de total responsabilidade pelos projectos ou tarefas que são delegados. Esta mentalidade tem o potencial não só de satisfazer, mas também de exceder as expectativas dos clientes. Sem uma fração crítica de empregados altamente responsáveis e responsabilizáveis, a capacitação não é possível. O mais difícil destes dois requisitos é responsabilizar-se a si próprio e aos outros. A responsabilização é provavelmente o fator limitante para determinar até que ponto é possível o envolvimento elevado (Heathfield, 2006).

6- Espera-se que haja auto-determinação, auto-motivação e auto-gestão: Um pressuposto inerente ao empowerment é que a maioria, se não todos, os empregados têm o talento e a capacidade de desempenhar as suas funções e responsabilidades com o mínimo de supervisão e gestão. A principal limitação à plena realização do potencial de cada um é uma mentalidade que compromete a auto-determinação em situações difíceis. Quando falta o talento ou a capacidade, aplica-se o princípio (4) acima. Um pressuposto adicional é que o incentivo para satisfazer e possivelmente exceder as expectativas do trabalho vem do interior do indivíduo. Tendo em conta os princípios (4) e (5) acima referidos e um sistema de apoio organizacional claro, espera-se que os trabalhadores sejam autónomos em termos de determinação, motivação e gestão (Laschinger, Finegan, & Wilk. 2009).

7- A delegação alargada de poderes é um processo contínuo:

É de importância vital compreender que o ato de delegação não é empoderamento. O procedimento para implementar o empowerment é a delegação de responsabilidades dentro de diretrizes claramente definidas. Em última análise, a capacitação depende sobretudo da capacidade de um indivíduo para desempenhar a responsabilidade alargada que lhe foi delegada. Um requisito da delegação alargada é garantir que um indivíduo ou uma equipa esteja preparado ao máximo para aceitar a responsabilidade alargada. Uma questão central para o sucesso da delegação de poderes é a renúncia ao controlo. Este ato requer confiança e a vontade de partilhar informação, conhecimento e poder. Além disso, a tutoria e a orientação tornam-se competências de gestão essenciais para apoiar a delegação. As equipas e os pares de aprendizagem proporcionam oportunidades naturais para relações de tutoria e orientação (Heathfield, 2006).

8- A hierarquia é minimizada: Uma consequência natural da delegação alargada é a redução sistemática da hierarquia. As estruturas organizacionais hierárquicas desencorajam o empowerment, apoiando um sistema de linha de autoridade e desencorajando as equipas multifuncionais. As equipas multifuncionais centram-se nos clientes, produtos, bens ou serviços. Este princípio, de uma forma indireta, significa que a influência e a autoridade se baseiam na competência demonstrada, no desempenho e na capacidade de se gerir a si próprio, em vez de se basearem apenas no poder da posição. No atual ambiente empresarial de ritmo acelerado, as estruturas hierárquicas ou os sistemas de funcionamento são simplesmente demasiado pesados e lentos para responder às exigências do mercado (Laschinger, Finegan, & Wilk. 2009).

9- A liderança e o apoio organizacionais são necessários para impulsionar e manter a capacitação: O empoderamento não pode existir sem um compromisso claro da liderança organizacional. A liderança deve comunicar a necessidade ou conveniência do empoderamento e ligá-lo à estratégia da organização para um maior sucesso. Um sistema de apoio à capacitação envolve uma mudança sistemática nos processos, procedimentos, estruturas e uma reformulação da forma como o trabalho é feito, ou seja, uma maior ênfase no trabalho de equipa. A forma mais simples de exprimir este princípio é que a liderança e a gestão devem viver a visão do empowerment e modelar os valores, pondo em prática de forma visível o que é pregado (Weston, 2003).

Barreiras ao empoderamento

Existem muitos obstáculos à criação de um ambiente de capacitação numa organização. Sete barreiras são as seguintes

Crenças organizacionais sobre autoridade e status: Quanto mais o corpo diretivo e a gestão da organização se identificarem ou dependerem da autoridade e do poder como as principais forças motivadoras para alcançar a sua missão e direção estratégica, menos provável será a ocorrência de empowerment (Tibbit in Hassan, 2007).

Controlar as percepções, necessidades e atitudes: As organizações com uma gestão que privilegia as regras, os regulamentos e as políticas, procedimentos e práticas obrigatórias deixam poucas hipóteses de participação e capacitação dos enfermeiros. Os comportamentos e atitudes no local de trabalho são determinados pelas estruturas sociais no local de trabalho e não pela predisposição pessoal (Tibbit in Hassan, 2007).

Inércia organizacional: A falta de movimento ou de energia resulta frequentemente do facto de a gestão não compreender os princípios da capacitação ou não ser capaz de ativar a mudança cultural com um plano de ação específico, prazos realistas e os recursos necessários. A inércia também pode ser o resultado de uma confiança excessiva na formação e na educação ou de um pressuposto de que o empoderamento acontecerá naturalmente, em vez de ser devido a um compromisso de aplicar e reforçar os conceitos de empoderamento recém-aprendidos no local de trabalho (Laschinger, & Havens, 2006).

Barreiras pessoais e interdepartamentais: Estes obstáculos surgem mais frequentemente sob a forma de feudos e rivalidades departamentais, particularmente quando prevalece a competição interna por dinheiro, prioridades, tempo ou pessoas. Quanto maior for o esforço da primeira linha e do meio no processo de capacitação (Hunsaker, 2005).

Número, composição e competências dos trabalhadores: De um modo geral, as grandes organizações urbanas de cuidados de saúde têm uma maior diversidade de pessoal em termos de cultura, preparação educacional e nível de competências. Por conseguinte, enfrentam um maior desafio no desenvolvimento de estratégias específicas mas flexíveis para capacitar as suas forças de trabalho. Uma vez que as variações de valores estão frequentemente associadas à diversidade, a identificação dos valores dos trabalhadores nas declarações de missão e visão é fundamental para a capacitação (Laschinger, 2001).

Falta de capacidade e falta de vontade do pessoal para assumir a responsabilidade pelas suas atitudes e comportamentos: A capacidade de resposta e o desejo de melhorar continuamente o comportamento pessoal estão diretamente relacionados com a clareza do papel ou das expectativas do trabalho. A formação ou o desenvolvimento necessários para garantir que o pessoal tem os conhecimentos e a capacidade de realizar o trabalho, bem como a natureza dos sistemas e processos existentes, afectam o comportamento e o sentimento dos funcionários relativamente ao seu papel, à sua unidade específica e ao hospital no seu conjunto (Johns, & Saks, 2005).

Incompetência de gestão: O planeamento e a definição de objectivos, a identificação de problemas, a tomada de decisões, a definição de prioridades, a implementação e gestão da mudança, a formação de equipas interactivas e autodirigidas, a comunicação, a resolução de conflitos, a promoção da motivação e a criação de consensos são competências e comportamentos de gestão básicos necessários para iniciar a capacitação. O grau em que existem e podem ser observados na organização é um bom indicador do facto de a capacitação poder ser iniciada, sustentada e, em última análise, considerada bem sucedida (Hunsaker, 2005).

Factores de empowerment relacionados com o trabalho

Estas são as estruturas organizacionais que Kanter (1993) considera serem particularmente importantes para o crescimento do empowerment: ter acesso à informação, receber apoio, ter acesso aos recursos necessários para fazer o trabalho e ter a oportunidade de aprender e crescer (Laschinger, 2001).

Os ambientes de trabalho que capacitam são aqueles em que existe acesso à informação, apoio e recursos necessários para realizar o trabalho, bem como aqueles que proporcionam oportunidades de crescimento e desenvolvimento de conhecimentos e competências. O acesso à informação, face à crescente complexidade da prática de enfermagem e da prestação de cuidados de saúde, é um elemento vital da enfermagem (Miller & Goddard, 2001).

Acesso a oportunidades

O primeiro fator de empowerment no trabalho é o acesso a oportunidades, que se refere às perspectivas de crescimento e mobilidade do enfermeiro dentro da organização e inclui autonomia, crescimento, sentido de desafio e a possibilidade de aprender e desenvolver-se. Aqueles que se percepcionam como tendo acesso a oportunidades investem no trabalho e procuram formas de aprender, contribuindo para o crescimento e desenvolvimento pessoal. Os enfermeiros em posições de baixa oportunidade apresentam baixa autoestima, desinteressam-se do trabalho e diminuem as suas aspirações (Sarmiento, Laschinger, & Iwasiw 2004).

A estrutura de oportunidades é descrita como as hipóteses de crescimento e mobilidade na organização. Envolve oportunidades para aumentar os conhecimentos e aptidões, as competências dos enfermeiros, dar-lhes reconhecimento e recompensas, proporcionar possibilidades de crescimento e progressão nos seus cargos e participar em comissões, grupos de trabalho e grupos de trabalho interdepartamentais (Soeren, 2000). A disponibilização de oportunidades de aprendizagem permite que os enfermeiros cresçam e se desenvolvam, o que constitui uma via para a realização do seu potencial. Os enfermeiros aprendem novas competências; tornam-se competentes para realizar mais tarefas complexas. Esta competência satisfaz as suas necessidades de realização, aumenta o seu sentido de auto-eficácia e ajuda-os a progredir no sentido da auto-realização (Hunsaker, 2005).

A estrutura de oportunidades está relacionada com as condições de trabalho que proporcionam aos indivíduos a possibilidade de obterem uma promoção na organização e lhes permitem desenvolver os seus conhecimentos e competências. A oportunidade é uma medida da expetativa de perspectivas futuras no trabalho. Inclui a possibilidade de aprender e crescer e um sentido de desafio e autonomia. A oportunidade de progressão é uma influência fundamental na satisfação profissional e na produtividade dos trabalhadores. Quando os trabalhadores têm acesso a uma estrutura de oportunidades que lhes permite crescer profissionalmente, revelam níveis mais elevados de empenhamento na organização, bem como níveis mais elevados de motivação para serem bem sucedidos e melhorarem as suas carreiras. Adoptam uma abordagem pró-ativa na resolução de problemas que surgem no trabalho e participam particularmente de forma ativa na mudança e na inovação (Kanter, 1993).

Em contrapartida, como refere Kanter (1993), os indivíduos em empregos com poucas oportunidades apresentam uma tendência para manter os seus hábitos. Têm um menor empenhamento na organização, poucas aspirações e um sentimento de menos valia e competência. Estes trabalhadores procuram frequentemente um grupo de pares fora da organização para obter apoio, desvinculando-se assim da organização do seu empregador. Os colaboradores que se sentem impotentes, têm poucas aspirações e não apresentam qualquer compromisso para com a organização. Desenvolvem hostilidade em relação à liderança e tornam-se ineficazes num papel de liderança, assumindo poucos riscos, ou sentem-se socialmente isolados e pessoalmente stressados. Os sistemas que geralmente limitam as oportunidades e o poder não desenvolvem os seus recursos ao máximo.

Acesso à informação:

Kanter (1993) sublinha que, para se sentirem capacitados, os trabalhadores precisam de ter acesso aos conhecimentos e à informação necessários para desempenharem as suas funções. Estes aspectos incluem conhecimentos e competências técnicas, bem como informações informais sobre as actividades gerais da organização principal. A informação refere-se aos dados, aos conhecimentos técnicos e às competências necessárias para o desempenho efetivo da função (Laschinger et al., 2001). A informação é definida como o conhecimento sobre objectivos de trabalho, planos, decisões organizacionais e mudanças nas políticas, relações ambientais e decisões futuras numa organização (Schermerhorn, 2002). O acesso à informação é conseguido através da disponibilização aos membros do pessoal de informações que vão para além do que é necessário para a prestação de cuidados específicos aos doentes na sua unidade e da familiarização com as questões que os afectam a eles e ao seu trabalho. O acesso à informação representa uma importante fonte de poder (Poulton, 2001).

Além disso, Blanchard, Carlos & Randolph (2001) acrescentaram que a primeira chave para capacitar as pessoas e as organizações é a partilha de informação com todos na organização. As fontes de informação incluem informações interpessoais, documentos, publicações, filmes, ecrãs ou impressões de computador, ficheiros pessoais, memória e observação. A partilha desta informação permite que as pessoas compreendam a situação atual em termos claros (Manias &Street, 2000). As pessoas sem informação não podem controlar-se a si próprias nem tomar decisões acertadas; as pessoas com informação podem partilhar informação para criar confiança em toda a organização e quebrar o pensamento hierárquico tradicional, porque ajuda as pessoas a serem mais responsáveis e encoraja-as a agirem como donos da organização (Hunsaker, 2005).

Acesso a apoio:

O apoio é o terceiro fator de empowerment no trabalho; as linhas de apoio estão relacionadas com as fontes que permitirão ao trabalhador funcionar de forma a maximizar a sua eficácia no trabalho. O feedback positivo dos superiores e de outros gestores da organização, bem como a oportunidade de os empregados tomarem as suas próprias decisões no seu trabalho, são componentes importantes desta fonte de poder (Champan in Hamdy, 2002).

Newman, Maylor e Chansarkar (2001) acrescentam que o apoio é o suporte, o reconhecimento das realizações, o aval, a legitimidade, a aprovação, o aconselhamento e a resolução de problemas no ambiente de trabalho. De acordo com Champan e Hamdy (2002), o apoio pode ser dividido em duas grandes categorias: material e psicossocial. O apoio material inclui dinheiro, equipamento, material e o ambiente físico. O apoio psicossocial consiste essencialmente em conselhos cognitivos especializados do gestor. Esta estrutura ajuda o grupo de trabalho a realizar o trabalho e a partilhar responsabilidades (Johns, & Saks, 2005).

A interação é necessária para o apoio e envolve normalmente reciprocidade e expetativa. Por estas razões, o apoio ocorre através de relações estáveis ou contínuas desenvolvidas com os colegas de trabalho. Embora as chefias sejam responsáveis pelo apoio aos trabalhadores, as relações de apoio mais fortes podem ocorrer entre colegas de trabalho (Huddleston, 2000).

O apoio organizacional refere-se ao encorajamento dos gestores em relação aos serviços, à formação, à conceção de sistemas de serviços e aos procedimentos organizacionais para uma prestação de serviços optimizada, tendo sido desenvolvida uma medida de perceção de apoio organizacional que, subsequentemente, demonstrou uma relação positiva com o empenho afetivo dos enfermeiros na organização. Os enfermeiros que pensam que as suas organizações os apoiam devem esforçar-se mais (Johns, & Saks, 2005).

Como refere Kanter (1993), o acesso aos recursos, à informação, ao apoio e às oportunidades liga os trabalhadores à missão ou aos objectivos da organização e reforça as escolhas bem sucedidas de estratégias para cumprir os requisitos do trabalho. Em contrapartida, os trabalhadores sentem-se impotentes quando não têm acesso a estas componentes. Quando é este o caso, os colaboradores podem sentir falta de oportunidades de promoção e sentir-se excluídos das decisões da organização. Têm responsabilidade sem poder, o que gera sentimentos de frustração e fracasso.

Acesso aos recursos:

O último fator do empowerment no trabalho é o acesso aos recursos. Segundo Hunsaker (2005), o êxito do empowerment está ligado aos recursos. O acesso aos recursos é o fator de empowerment mais importante (Marquis & Huston, 2000). A organização estará em posição de ser bem sucedida se dispuser dos melhores e mais adequados recursos para a sua atividade (Coulter, 2005).

O acesso aos recursos refere-se à capacidade de exercer influência na organização para obter os materiais necessários. Além disso, a capacidade de obter materiais, dinheiro e tempo como recompensa para cumprir as exigências do trabalho constitui a linha de recursos. Exemplos destes recursos são o equipamento, os materiais, o espaço e os recursos humanos necessários para efetuar o trabalho. Incluem também os recursos financeiros, tais como fundos, tempo, dotação orçamental, reconhecimento pelo trabalho, etc., e outros materiais necessários para realizar o trabalho de forma eficiente e eficaz na organização (Cherry & Jacob, 2005).

Estas condições de empowerment criam um ambiente de trabalho mais produtivo, uma vez que os enfermeiros são altamente eficazes e estão mais satisfeitos com o seu trabalho, mais empenhados nos objectivos organizacionais, mais propensos a experimentar abordagens inovadoras ao trabalho e menos propensos a ficarem stressados no trabalho e a mudar de emprego. Os enfermeiros com maior acesso a estruturas de empowerment apresentam níveis mais elevados de autoavaliação da eficácia do trabalho, de controlo sobre a prática de enfermagem e de satisfação profissional (Laschinger & Havens, 2007).

Poder e autonomia

Quando se fala de empowerment, o conceito de poder não pode ser omitido. O termo tem sobretudo conotações negativas. Está associado à organização hierárquica e à liderança autoritária, com uma pessoa a restringir a liberdade de ação de outra. (Spratley, et al., 2000) fez uma distinção entre poder e capacitação, referindo que a capacitação permite agir, enquanto o poder conota ter controlo, influência ou domínio.

O poder é necessário para se poder influenciar um indivíduo ou um grupo. Os enfermeiros precisam de poder para poderem influenciar os doentes, os médicos e outros profissionais de saúde, bem como uns aos outros. Os enfermeiros sem poder são enfermeiros ineficazes, e as consequências da falta de poder dos enfermeiros só recentemente vieram à luz do dia (Page, 2004). Os enfermeiros sem poder estão menos satisfeitos com o seu trabalho (Manojlovich & Laschinger, 2002) e são mais susceptíveis ao burnout e à despersonalização (Leiter & Laschinger, 2006). A falta de poder dos enfermeiros pode também contribuir para piores resultados para os doentes (Manojlovich & DeCicco, em revisão).

Nas teorias organizacionais, o poder envolve eficácia e orientação para objectivos. As principais ferramentas para gerar poder são a criação de oportunidades, a informação efectiva e o apoio a cada nível da organização. O poder pode ser derivado de sistemas formais e informais da organização. O elemento básico da capacitação é a oportunidade de tomar medidas que gerem resultados positivos, tanto a nível individual como organizacional (Page, 2004).

Foram utilizadas várias definições de poder em enfermagem. O poder tem sido definido como ter controlo, influência ou domínio sobre algo ou alguém (Chandler, 2002). Outra definição considera o poder como a capacidade de fazer as coisas, de mobilizar recursos, de obter e utilizar o que quer que seja de que uma pessoa necessita para os objectivos que está a tentar atingir (Kanter, 1993). Para Benner (2001), o poder inclui práticas de cuidados por parte dos enfermeiros que são utilizadas para capacitar os doentes. O poder também pode ser visto como uma força positiva e infinita que ajuda a estabelecer a possibilidade de as pessoas se libertarem da opressão. O poder é a capacidade de agir ou produzir um efeito. O poder também tem sido definido como a capacidade de influenciar, persuadir ou levar outra pessoa a aceitar o seu próprio ponto de vista (Ryles, 2000).

Tipos e fontes de poder

Etzioni (2008) sugere cinco tipos de poder - remunerativo, coercitivo, especialista, legítimo e de referência. O poder foi classificado de acordo com o envolvimento (grau de comprometimento) desenvolvido pelos membros da organização (aliado, calculativo e moral) e identifica o poder coercitivo, remunerativo e normativo. Alguns investigadores descreveram tipos de poder, como o poder legal, coercivo, remuneratório, normativo e de perito. De particular interesse para a enfermagem é o conceito de poder especializado, que tem sido definido como a capacidade de influenciar os outros através da posse de conhecimentos ou competências que são úteis para os outros. Para os enfermeiros, o poder de perito significa possuir os conhecimentos, as competências e as aptidões necessárias para desempenhar eficazmente o seu papel no contexto da prestação de cuidados (Almost, & Laschinger, 2002). Benner descreveu qualidades de poder associadas aos cuidados prestados pelos enfermeiros, tais como o poder transformador e curativo. O poder transformador e curativo contribui para o poder de cuidar, que é fundamental para a profissão de enfermeiro.

De acordo com Kanter (1993), o poder é a capacidade de uma pessoa mobilizar recursos. O poder pode ser tanto formal como informal. O poder formal é o poder de um indivíduo. Encontra-se em postos de trabalho que são visíveis e que permitem uma certa discrição na tomada de decisões. Quando as pessoas sentem que têm pouco poder, tentarão manter o controlo e restringir as oportunidades de crescimento ou autonomia dos subordinados. As pessoas com poder elevado proporcionam oportunidades para os subordinados progredirem com elas e gostam mais de ajudar do que de dificultar. O poder informal deriva das alianças que o indivíduo faz dentro da organização (superiores e pares) e com contactos fora da organização (Sarmiento, Laschinger, & Iwasiw, 2004).

Poder formal:-

O poder formal diz respeito à autoridade inerente ao posto de trabalho. O poder formal resulta do desempenho de actividades laborais extraordinárias, visíveis e relevantes para os problemas organizacionais e resulta de posições que permitem flexibilidade, criatividade e inovação (Kanter, 1993). Gordon (2003) salienta que, se as tarefas não forem rotineiras (Actividades Extra-Ordinárias) e tiverem de ser continuamente ajustadas, aqueles que tomam decisões relativas a essas tarefas têm controlo sobre o trabalho e, assim, adquirem poder. Os administradores de enfermagem devem examinar as implicações da rotinização das tarefas, a fim de atribuir tarefas rotineiras a pessoal menos qualificado (Kreitner & Kinicki, 2008).

As actividades visíveis para aumentar o poder, o indivíduo tem de ser visível e atrair a atenção de outras pessoas (Kanter, 1993 e Smith, 2007). Também é possível ganhar visibilidade através do aumento das relações que os enfermeiros mantêm em toda a organização, criando oportunidades para que os enfermeiros participem em comités e grupos de trabalho interdepartamentais.

Além disso, o reconhecimento das realizações dos trabalhadores é uma componente importante da manutenção de equipas de trabalho bem sucedidas que melhoram a qualidade de vida profissional do pessoal nos ambientes de trabalho actuais, conduzindo assim a uma maior produtividade (Rocchiccioli & Tilbury, 2008).

Na opinião de Rocchiccioli & Tilbury (2008), a relevância ou centralidade é o grau em que as actividades estão ligadas dentro de um sistema. Uma subunidade é considerada central se as actividades realizadas estiverem ligadas às outras actividades da organização. Além disso, Manion (2005) sublinhou que, pelo facto de a enfermagem participar em todos os aspectos dos cuidados aos doentes, o departamento de enfermagem está centralmente ligado a outros departamentos do hospital e é fundamental para o fluxo de trabalho da organização.

Poder informal:-

O poder não é automático com a designação de autoridade, sendo muitas vezes reforçado através do poder informal (Kanter, 1993). A rede social informal desempenha um papel significativo no exercício do poder. É quase uma necessidade que o poder provenha de ligações sociais, especialmente as que se situam fora do grupo de trabalho imediato (Catalano, 2006). O poder informal resulta de alianças com patrocinadores, pares e subordinados na organização (Laschinger & Havens, 2006).

Os patrocinadores têm sido considerados importantes nas carreiras de gestores e profissionais em muitos contextos. São mais elevados na hierarquia do que os patrocinados e actuam como professores ou treinadores cujas funções são permitir que um jovem se mova eficazmente através do sistema organizacional (Gordon, 2003 e Kanter, 1993). Os patrocinadores proporcionam muitas vezes aos membros de nível inferior da organização a oportunidade de contornar a hierarquia, de obter informações privilegiadas ou de eliminar barreiras burocráticas. Isto pode ser muito importante para o sucesso no emprego formal (Kelly & Joel, 2006).

De acordo com Dutcher e Adams (2004), as alianças entre pares significam a relação entre colegas. Esta relação pode ser de colaboração e de apoio. Recorrer aos colegas para obter conselhos e apoio dá-lhes poder e, ao mesmo tempo, alarga a sua própria base de poder. Beyers (2000) identificou os componentes das comunicações colegiais como sendo a confiança, o apoio mútuo, a simpatia, o prazer e os esforços de equipa para atingir os objectivos, a criatividade, a comunicação aberta, a ausência de ameaças e a quantidade de contactos interpessoais no trabalho. Uma maior aceitação pelos pares é necessária para qualquer base de poder ou sucesso na carreira. Além disso, facilita a coordenação entre unidades interdependentes e pode também ser utilizada para a resolução conjunta de problemas (Sullivan & Decker, 2005).

As alianças com os subordinados são importantes quando é necessária uma equipa de apoio para levar a cabo a missão da organização ou do departamento (Kanter, 1993). O gestor deve fornecer aos subordinados informações suficientes sobre os objectivos da organização e da unidade, para que estes compreendam como os seus esforços e os do seu gestor contribuem para a realização dos objectivos. Isto pode ser feito sendo uma fonte e um modelo para os subordinados (Marquis & Huston, 2000). Estas alianças são um método eficaz para coordenar as actividades entre o pessoal e para utilizar eficazmente os recursos de tempo e capacidades (Griffin, 2004).

Recursos energéticos:-

Wilson e Laschinger (2006) sintetizam os poderes definindo o poder como a utilização da coerção, da riqueza e do conhecimento para forçar as pessoas a agir de uma determinada forma. Salientam a tendência para não recorrer à coerção, mas sim ao conhecimento como fonte de poder nos actuais sistemas sociais e económicos. As fontes de poder são utilizadas como critério de base para a diferenciação entre os diferentes tipos de poder nestas classificações (Wilson, & Laschinger, 2006). O poder pode ser descrito como uma relação de dependência assimétrica entre o objeto e o sujeito de impacto. Esta assimetria surge através da circunstância de um dos lados ganhar mais com a relação, porque a sua posição permite-lhe explorar a fraqueza, as necessidades e a vulnerabilidade do outro.

Na mesma direção, Emerson (2006) afirma que o poder de controlar ou influenciar o outro reside no controlo de coisas que são valiosas para ele. Os recursos de poder podem ser internos e externos (Benton, 2002). Os recursos internos são as capacidades do sujeito de poder (competências, técnicas, energia, etc.), enquanto entre os externos podem estar os sujeitos materiais ou as relações sociais (propriedade, controlo, acesso, posição, etc.), incluindo estes sujeitos materiais. Na sua aspiração de adquirir mais controlo sobre os recursos externos, muitos gestores subestimam a importância dos recursos internos ou sobrestimam o grau em que possuem esses recursos.

CONTROLO DA PRÁTICA DE ENFERMAGEM (C/NP)

Existe uma forte justificação empírica para promover o poder dos enfermeiros através do controlo do conteúdo e do contexto da prática de enfermagem. Em vários estudos, os resultados dos doentes melhoraram quando a organização hospitalar apoiava a prática autónoma de enfermagem (Aiken et al.; 2002; e Aiken, et al., 2006). Parte da dificuldade que muitos enfermeiros têm em ser poderosos pode dever-se à sua incapacidade de desenvolver os tipos de poder. O poder sobre o conteúdo, o contexto e a competência da prática de enfermagem contribui para sentimentos de capacitação, mas o controlo nestes três domínios pode não ser suficiente. Uma análise das duas principais áreas da literatura sobre empoderamento em enfermagem, bem como de uma terceira área ainda não adoptada pela enfermagem, pode ajudar a informar futuras direcções para o desenvolvimento do poder e do empoderamento dos enfermeiros (Manojlovich, 2005).

Outro fator que contribui para a falta de poder dos enfermeiros pode ser o facto de não compreenderem como o poder se pode desenvolver a partir das relações, tal como proposto originalmente por Chandler (2002). Por conseguinte, uma terceira perspetiva sobre o empoderamento, ainda não adoptada pela enfermagem, é específica do género. A teoria relacional explica como as mulheres se envolvem em relações para promover o crescimento e a nutrição (Fletcher, Jordan, & Miller, 2001). As mulheres desenvolvem empatia e empoderamento através das relações, embora os processos mútuos de empatia e empoderamento sejam em grande parte invisíveis (Fletcher, Jordan, & Miller, 2001). A resposta para aumentar o empoderamento dos enfermeiros pode residir na compreensão das fontes de poder no local de trabalho, alargando a visão do empoderamento para incluir a noção de empoderamento como uma construção motivacional e, finalmente, tornando mais explícito o crescimento que promove as relações que também contribuem para o poder.

Definições de C/NP

O controlo da prática de enfermagem é o processo participativo possibilitado por uma estrutura visível, organizada e viável, através da qual os enfermeiros dão o seu contributo e participam na tomada de decisões sobre as políticas e questões da prática, bem como sobre questões de pessoal que afectam os enfermeiros (Kramer & Schmalenberg, 2004b). O American Nurses Credentialing Center (2005), refere-se ao controlo da prática de enfermagem como uma tomada de decisão partilhada ou baseada na unidade, relacionada com um ambiente em que os administradores utilizam um estilo de gestão participativa (Urden & Monarch, 2002).

O Institute of Medicine (2004) define o C/NP como o envolvimento dos trabalhadores na tomada de decisões relativas à conceção e ao fluxo de trabalho. Os enfermeiros dos hospitais magnéticos definem o controlo da prática de enfermagem como um processo de trabalho através do qual os enfermeiros a todos os níveis da organização contribuem e tomam decisões sobre questões importantes que afectam os enfermeiros, o contexto da prática de enfermagem a nível da unidade, do departamento e do hospital e a qualidade dos cuidados prestados aos doentes (Kramer & Schmalenberg,2003). O contributo inclui o acesso ao poder e a troca de informações, opiniões e juízos; a tomada de decisões é interdependente e partilhada; e as questões importantes incluem práticas, normas, políticas e seleção de equipamento. Além disso, o C/NP tem sido associado à autonomia dos enfermeiros, à coesão do grupo e à satisfação no trabalho e negativamente associado ao stress pessoal e situacional no trabalho (Forbes, Bott, & Taunton, 2007).

Diferença entre C/NP e Autonomia

C/NP é o grau em que os enfermeiros têm a oportunidade, a expetativa e a autoridade para fazer a seleção final sobre as decisões que afectam a sua prática. A C/NP e a autonomia descrevem a forma como os enfermeiros influenciam as decisões sobre a sua prática. Ambos têm sido associados a ambientes de prática profissional que resultam na satisfação dos enfermeiros e em resultados de qualidade para os doentes. Os termos são frequentemente misturados e confundidos, o que limita a sua aplicabilidade na prática e na investigação (Armstrong-Stassen & Cameron, 2003).

A investigação recente sobre os conceitos de C/NP e de autonomia ajuda a clarificar e a distinguir os conceitos. Num estudo sobre enfermeiros que trabalham em hospitais Magnet, a dimensão de controlo descrita como autonomia organizacional é designada por C/NP. Os enfermeiros que trabalham em hospitais Magnet descrevem o C/NP como um processo participativo através do qual contribuem e participam na tomada de decisões sobre políticas práticas, questões práticas e questões de pessoal que afectam os enfermeiros (Kramer, Schmalenberg, & Maguire, (2004b). Esta descrição esclarece que o PCN é uma tomada de decisão centrada no controlo da unidade, do departamento e das regras e estruturas organizacionais relacionadas com a prática de enfermagem.

Assim, o C/NP representa o conceito descrito como controlo sobre, autonomia organizacional, autonomia sobre as operações da unidade e controlo sobre o contexto da prática. O controlo sobre a prática de enfermagem, através de uma governação partilhada ou de outra estrutura participativa, permite aos enfermeiros tomar decisões sobre regras, políticas, práticas e estruturas (Weston, 2008).

O C/NP inclui a seleção entre as opções disponíveis sobre políticas de prática, questões de prática e questões de pessoal que afectam os enfermeiros. O controlo sobre a prática de enfermagem foi descrito como sendo tanto o input como a tomada de decisões, tendo Kramer (2003) esclarecido que o C/PN envolve as três fases do processo de decisão - identificação do problema, criação de alternativas e seleção da escolha final.

Em contrapartida, os enfermeiros que trabalham em hospitais Magnet descrevem a autonomia como a expetativa sancionada de agir livremente com base no que sabem numa situação clínica, mesmo que a ação esteja para além do padrão habitual da prática de enfermagem (Kramer, et al., 2007). Assim, a autonomia envolve a liberdade de atuar dentro e fora das regras e da estrutura existentes, sem alterar as regras ou a estrutura.

Noutro estudo, os enfermeiros clínicos descrevem o conceito de autonomia como a capacidade de atingir os objectivos dos doentes em tempo útil através dos seus conhecimentos e competências de enfermagem. Steward, Stansfield e Tapp (2004) articulam três atributos da autonomia: *(a)* tomar decisões relativas aos limites do âmbito da prática, o que inclui violar conscientemente as políticas hospitalares e as associações profissionais e expandir a sua prática para além dos procedimentos e responsabilidades habituais de enfermagem; (*b*) compreender e influenciar o plano de tratamento, o que inclui saber quando contactar um médico e defender criativamente os doentes; e (*c*) coordenar o plano de tratamento de modo a que os cuidados ao doente ocorram em tempo útil. A autonomia representa então o controlo interno, a autonomia sobre as decisões relativas aos cuidados a prestar aos doentes e o controlo sobre o conteúdo da prática.

Controlo do conteúdo da prática de enfermagem

O poder é um atributo que os enfermeiros devem cultivar para exercerem a sua atividade de forma mais autónoma, pois é através do poder que os membros de uma profissão conseguem elevar o seu estatuto, definir a sua área de especialização e alcançar e manter a autonomia e a influência (Hall, 2002). Uma das caraterísticas de uma profissão é o facto de os profissionais terem poder sobre a prática da sua disciplina, o que é frequentemente referido como autonomia profissional (Laschinger, Sabiston, & Kutszcher, 2007).

A autonomia representa um tipo de poder de que os enfermeiros necessitam, e tem sido definida como a liberdade de agir com base no que se sabe (Kramer, Schmalenberg, & Maguire, (2004b). A capacidade de agir de acordo com os seus conhecimentos e julgamento é conhecida como controlo sobre o conteúdo da prática de enfermagem (Laschinger et al., 2007), e é frequentemente sinónimo de autonomia. Níveis elevados de autonomia aumentam a identificação dos enfermeiros com a profissão (Apker, Ford, & Fox, 2003). De todos os decisores no ambiente hospitalar, só o enfermeiro à cabeceira, que está mais próximo do doente, pode apreciar plenamente as sugestões e tendências subtis do doente à medida que estas surgem e agir em conformidade para cuidar adequadamente desse doente (Manojlovich, 2005a). Para identificar o curso de ação adequado e funcionar eficazmente, os profissionais devem compreender e controlar todo o espetro de actividades associadas ao trabalho em questão (Manojlovich, 2007). No entanto, pode acontecer que os enfermeiros sejam frequentemente incapazes de utilizar a sua preparação profissional, que se centra na prática autónoma e na tomada de decisões independente, porque são impotentes em relação aos administradores da organização e ao pessoal médico (Manojlovich, 2005). Ter controlo sobre o conteúdo da prática de enfermagem pode não ser suficiente para dar poder aos enfermeiros (Page, 2004).

Controlo sobre o Contexto da Prática de Enfermagem

Para além do controlo sobre o conteúdo da prática de enfermagem, que representa um tipo de poder, um tipo de controlo relacionado é conhecido como controlo sobre o contexto da prática e representa outro tipo de poder de que os enfermeiros necessitam Scott, Sochalski, & Aiken, 2006). Há mais de vinte anos, constatou-se que os enfermeiros deveriam estar envolvidos de forma mais significativa na gestão dos hospitais (Gerber, Murdaugh, Verran, & Milton, 2000). O envolvimento dos enfermeiros nos assuntos hospitalares é uma das caraterísticas de um ambiente hospitalar magnético (McClure & Hinshaw, 2002), mas de outra forma pode não ser evidente.

Aiken, et al., (2002); Aiken, et al., (2000) concluíram que as caraterísticas do hospital que atraem e retêm enfermeiros qualificados incluem a descentralização e a tomada de decisões participativa. Embora tenha sido dada relativamente pouca atenção à forma como um ambiente de trabalho magnético contribui para o sentido de poder dos enfermeiros (Upenieks, 2003c). Os modelos de prática profissional, os modelos de governação partilhada e a governação colaborativa utilizam todos processos semelhantes para aumentar a participação dos enfermeiros na tomada de decisões, aumentando assim o seu controlo sobre o contexto da prática de enfermagem e promovendo o poder (Manojlovich, 2005c).

Há provas na literatura de que a capacitação estrutural contribui para níveis mais elevados de satisfação no trabalho (Manojlovich, 2005d) e está inter-relacionada com a liderança em enfermagem (Upenieks, 2003a). De facto, os líderes de enfermagem devem capacitar-se a si próprios, acedendo primeiro a estruturas de ambiente de trabalho capacitantes, antes de avançarem para oferecer essas mesmas condições de trabalho capacitantes ao seu pessoal (Upenieks, 2003b). A presença ou ausência relativa de factores ambientais específicos associados à capacitação estrutural pode contribuir para a variação dos resultados dos cuidados de enfermagem e dos doentes (Aiken et al., 2002).

Ligações entre o empoderamento no local de trabalho e o C/NP

Kanter (1993) observa que os trabalhadores com poder de decisão têm controlo sobre as suas condições de trabalho, permitindo-lhes tomar as suas próprias decisões, o que resulta numa maior eficácia organizacional. Em ambientes de trabalho bem sucedidos, os empregados estão empenhados na sua organização ou grupo de trabalho e satisfeitos com o seu trabalho, o que reduz o nível de esgotamento do pessoal. Para criar um ambiente que capacite os trabalhadores, é necessário fornecer um manual de procedimentos e descrições de funções escritas para que a equipa compreenda claramente as responsabilidades e os limites das funções, compreender que as rotinas e as regras são necessárias, mas não ter medo de as quebrar quando necessário, estar preparado para tomar decisões difíceis, mas também pode ter de reconsiderar as suas opções, afirmar a autoridade através de padrões e expectativas elevados, reconhecer quando introduzir mudanças e implementar novos procedimentos de forma positiva e determinar o que deve fazer para ter êxito e, em seguida, ajudar os membros da equipa a atingir esses objectivos.

Além disso, Kanter (1993) afirma que a escolha é do indivíduo a quem é dado o poder, a autoridade, a competência e a vontade de atuar, que pode optar por aceitar o empowerment. Almost, & Laschinger, (2002), partem do princípio de que a tomada de decisão mútua, que respeita e valoriza o eu e os outros, permite a realização de um processo de "ajuda" em que os indivíduos ou os grupos são capacitados (ou seja, habilitados) a influenciar uma situação, desde que estejam equipados com o poder, a autoridade, a competência e a vontade de agir, alterando assim a natureza e a distribuição do poder. Os trabalhadores têm níveis mais elevados de confiança nos seus gestores e são menos susceptíveis de sofrer de stress relacionado com o trabalho num ambiente em que são encorajados pelos seus gestores a agir de forma autónoma, com base nos seus conhecimentos e capacidade de julgamento (Laschinger et al. 2001).

SATISFAÇÃO PROFISSIONAL

Atualmente, os hospitais estão a enfrentar uma grande concorrência e recursos mais escassos do que nunca. São também severamente desafiados pelo ambiente externo e interno para atingirem os seus objectivos de forma eficaz e eficiente. Os enfermeiros, sendo o maior grupo de profissionais, desempenham um papel importante na determinação da qualidade e do custo dos cuidados de saúde. Argumenta-se que têm o potencial de fazer parte das soluções para os principais problemas dos sistemas de saúde (Murrells, Robinson & Griffiths, 2008). Questões como a satisfação no trabalho e o empenhamento organizacional dos enfermeiros são de extrema importância para os administradores e gestores das organizações de saúde, devido ao papel crucial que desempenham no desempenho das suas organizações.

Atualmente, muitos enfermeiros indicam que abandonam o seu emprego devido a más condições de trabalho, falta de oportunidades, incapacidade de progredir, conflitos interpessoais e conflitos com necessidades pessoais. Verifica-se que a satisfação profissional e o empenhamento organizacional dos enfermeiros influenciam o desempenho e a produtividade do hospital. A investigação revelou que os trabalhadores satisfeitos são mais produtivos e empenhados no seu trabalho, ao passo que os insatisfeitos sofrem de absentismo, queixas e rotatividade (Ropert, 2000). Além disso, no sector da enfermagem, a satisfação profissional está positivamente relacionada com um certo número de variáveis, incluindo a satisfação dos doentes e a qualidade dos cuidados (Ropert, 2000).

A satisfação profissional dos enfermeiros é uma questão complexa que tem sido estudada nas ciências sociais e de enfermagem, uma vez que se trata de fenómenos com contributos multidimensionais (Mrayyan, 2005). Algumas pessoas podem gostar do seu trabalho e fazer dele uma parte central da sua vida, mas outras podem odiar o seu trabalho e fazê-lo apenas para pagar as contas. Spector (2007) afirma que a satisfação no trabalho é o que as pessoas pensam sobre os seus empregos, quer gostem ou não gostem deles. A satisfação no trabalho tem sido de interesse para os indivíduos, organizações e sistemas sociais há muitos anos. À mesma luz, o conhecimento sobre os factores que contribuem para a satisfação no trabalho é de grande importância (Kavanaugh, Duffy, & Lilly, 2006).

A satisfação no trabalho é objeto de uma vasta investigação e os investigadores variam nas suas definições do conceito. Smith (2002) define-a como os sentimentos dos indivíduos relativamente aos seus empregos. Num sentido mais lato, Knoop (2003) afirma que se refere à atitude geral dos trabalhadores em relação ao trabalho ou a algumas dimensões do mesmo. Cumbey e Alexander (2004) consideram-na como um sentimento efetivo que depende da interação dos trabalhadores, das suas caraterísticas pessoais, valores e expectativas com o ambiente de trabalho e a organização. A satisfação no trabalho é geralmente definida como a medida em que os trabalhadores gostam do seu trabalho (Seoa, Kob, & Price, 2004), uma atitude baseada nas percepções dos trabalhadores (negativas ou positivas) do seu trabalho ou ambiente de trabalho (Ellickson & Logsdon 2001).

Factores que influenciam a satisfação profissional dos enfermeiros

Os Factores que Influenciam a Satisfação Profissional dos Enfermeiros é uma das questões importantes para os enfermeiros. No entanto, a explicação da satisfação no trabalho é um problema persistente no estudo das organizações, porque continua a ser um conceito complexo, ilustrado pelas múltiplas variáveis que têm sido estudadas em relação a ele. (Seoa, Kob, & Price, 2004). A satisfação no trabalho é um tema de grande interesse tanto para os enfermeiros como para as suas organizações; isto porque a satisfação e a insatisfação no trabalho de enfermagem têm impacto na prática de enfermagem em qualquer contexto de cuidados de saúde. A investigação demonstrou que a satisfação ou insatisfação no trabalho conduz a uma série de consequências. Muitos estudos McNeese (2007) e Hyrkas (2006) revelaram que a satisfação conduz a uma maior produtividade, a uma elevada qualidade dos cuidados e à intenção de permanecer na organização.

Por outro lado, verificou-se que a insatisfação no trabalho aumenta o absentismo, a rotatividade, o stress elevado e as queixas (Hayes & et. al. 2006).

A teoria da satisfação profissional de Herzberg, baseada em dois factores, distingue entre os factores que conduzem à satisfação e os que conduzem à insatisfação. Entre os factores que aumentam a satisfação estão o reconhecimento pelas realizações, o trabalho em si, a progressão, etc. Os factores que influenciam a insatisfação são a política e a administração da organização, a supervisão, o salário, o relacionamento interpessoal, etc. Além disso, a investigação empírica de Hyrkas (2006) mostra que a liderança (democrática ou autocrática), o salário e as condições de trabalho e os factores de carga de trabalho são determinantes da satisfação no trabalho. Wilson (2006) indica que o contexto e o ambiente de trabalho contribuem para a satisfação profissional dos enfermeiros. Assim, a satisfação profissional está relacionada com os resultados do trabalho e constitui um fator que incentiva os enfermeiros a permanecerem no seu posto de trabalho.

Dimensões da satisfação dos trabalhadores

Herzberg (1959) teorizou que a satisfação dos trabalhadores depende de dois conjuntos de questões: questões de higiene e motivadores. Uma vez resolvidas as questões de higiene, os factores de motivação criam satisfação entre os trabalhadores. Questões de higiene (insatisfação): Políticas da empresa e da administração, supervisão, salário, relações interpessoais e condições de trabalho. Motivadores (satisfazem): o trabalho em si, a realização, o reconhecimento, a responsabilidade e a progressão.

Organização e políticas administrativas:

As políticas de uma organização podem ser uma grande fonte de frustração para os empregados se as políticas não forem claras ou desnecessárias ou se nem todos forem obrigados a segui-las. Embora os empregados nunca sintam uma grande motivação ou satisfação devido às políticas da organização, para diminuir a insatisfação nesta área, certifique-se de que as políticas são justas e se aplicam igualmente a todos. Além disso, é necessário que todos os membros do pessoal tenham acesso a cópias impressas do manual de políticas e procedimentos. Crie um manual escrito, solicitando o contributo do pessoal ao longo do processo. Se já existir um manual, considere a possibilidade de o atualizar (mais uma vez, com o contributo do pessoal). Comparar estas políticas com as de práticas semelhantes e perguntar se determinadas políticas são excessivamente rigorosas ou se algumas sanções são demasiado severas (Roberts, Jones, & Lynn, 2004).

Supervisão:

Para diminuir a insatisfação nesta área, é necessário tomar decisões sensatas ao nomear alguém para o papel de supervisor. Tenha em atenção que os bons empregados nem sempre dão bons supervisores. O papel de supervisor é extremamente difícil. Requer competências de liderança e a capacidade de tratar todos os empregados de forma justa. Ensine os supervisores a utilizar feedback positivo sempre que possível e deve estabelecer um conjunto de meios de avaliação e feedback dos empregados para que ninguém se sinta excluído (Adams, & Bond, 2005).

Salário:

O velho ditado "o que se recebe é o que se paga" tende a ser verdadeiro quando se trata de membros do pessoal. O salário não é um fator de motivação para os funcionários, mas eles querem ser pagos de forma justa. Se as pessoas acreditarem que não são bem remuneradas, sentir-se-ão infelizes a trabalhar nessa organização. Consulte pesquisas salariais ou mesmo anúncios de procura de emprego locais para ver se os salários e benefícios que a organização oferece são comparáveis aos de outras organizações na sua área. Além disso, certifique-se de que as políticas relacionadas com salários, aumentos e bónus são claras (Roberts, Jones, & Lynn, 2004).

Relações interpessoais:

Lembre-se de que parte da satisfação de estar empregado é o contacto social que isso traz, por isso dê aos empregados um tempo razoável para socialização (por exemplo, durante o almoço, durante as pausas, entre pacientes). Isto ajudá-los-á a desenvolver um sentido de camaradagem e de trabalho de equipa. Ao mesmo tempo, a administração deve reprimir a rudeza, o comportamento inadequado e os comentários ofensivos. Se um indivíduo continuar a ser perturbador, tome as rédeas da situação, talvez expulsando-o do consultório (Hart & Eli., 2005).

Condições de trabalho:

O ambiente em que as pessoas trabalham tem um efeito tremendo no seu nível de orgulho por si próprias e pelo trabalho que estão a fazer. Faça tudo o que puder para manter o equipamento e as instalações actualizados. Até mesmo uma cadeira bonita pode fazer uma grande diferença na psique de um indivíduo. Além disso, se possível, evite a sobrelotação e dê a cada trabalhador o seu próprio espaço pessoal, quer seja uma secretária, um cacifo ou mesmo apenas uma gaveta. Se os empregados forem colocados em locais próximos com pouco ou nenhum espaço pessoal, não se surpreenda se houver tensão entre eles (Adams, & Bond, 2005).

Antes de passar aos motivadores, a organização não pode negligenciar os factores de higiene. Se o fizesse, estaria a pedir problemas de várias formas. Em primeiro lugar, os empregados estariam geralmente infelizes, o que seria visível para os seus pacientes. Em segundo lugar, os trabalhadores esforçados, que podem encontrar emprego noutro local, iriam embora, enquanto os trabalhadores medíocres ficariam e comprometeriam o sucesso da organização. Por conseguinte, trate primeiro das questões de higiene e depois passe aos factores de motivação.

O próprio trabalho:

Talvez o mais importante para a motivação dos funcionários seja ajudar os indivíduos a acreditar que o trabalho que estão a fazer é importante e que as suas tarefas têm significado. Sublinhe que as suas contribuições para a clínica resultam em resultados positivos e em bons cuidados de saúde para os doentes. Partilhe histórias de sucesso sobre como as acções de um funcionário fizeram uma diferença real na vida de um doente ou na melhoria de um processo. Dê grande importância a tarefas significativas que podem ter-se tornado vulgares, como as visitas a recém-nascidos. Adams, & Bond, (2005) é claro que os empregados podem não achar todas as suas tarefas interessantes ou gratificantes, mas mostrar ao empregado como essas tarefas são essenciais para os processos gerais que fazem a prática ter sucesso. A administração pode encontrar certas tarefas que são verdadeiramente desnecessárias e que podem ser eliminadas ou racionalizadas, resultando numa maior eficiência e satisfação (Roberts, Jones, & Lynn, 2004).

Realização:

Uma premissa inerente à teoria de Herzberg é que a maioria dos indivíduos deseja sinceramente fazer um bom trabalho. Para os ajudar, a organização deve colocá-los em cargos que utilizem os seus talentos e que não sejam propícios ao fracasso. Estabeleça objectivos e padrões claros e exequíveis para cada cargo e certifique-se de que os empregados sabem quais são esses objectivos e padrões. Os indivíduos devem também receber regularmente, em tempo útil, feedback sobre o seu desempenho e devem sentir que estão a ser adequadamente desafiados nas suas funções. No entanto, é preciso ter cuidado para não sobrecarregar os indivíduos com desafios demasiado difíceis ou impossíveis, pois isso pode ser paralisante (Hart & Eli., 2005).

Reconhecimento:

As pessoas, a todos os níveis da organização, querem ser reconhecidas pelas suas realizações no trabalho. Os seus sucessos não precisam de ser monumentais para merecerem reconhecimento. Se o supervisor reparar que os empregados estão a fazer algo bem, aproveite para reconhecer imediatamente o seu bom trabalho. Agradeça-lhes publicamente por terem lidado particularmente bem com uma situação. Escreva-lhes uma nota de louvor. Ou dê-lhes um bónus, se for caso disso. A organização pode até querer estabelecer um programa de reconhecimento formal, como o "empregado do mês". (Adams, & Bond, 2005).

Um sistema de elevado envolvimento requer um sistema de recompensas diferente: um sistema que recompense o desempenho e não o trabalho em si (Lawler, 2002). Estas recompensas são designadas por incentivos baseados nos resultados do comportamento dos trabalhadores e não em comportamentos específicos. Os incentivos trabalham para alinhar as preferências dos trabalhadores com as da organização, o que reduz o risco de comportamentos egoístas. Espera-se que a estrutura de recompensas e incentivos de uma empresa dê aos empregados um reforço positivo para resolver problemas e agradar aos clientes (Hart & Eli., 2005). Agradar aos clientes ou resolver os problemas dos clientes pode ser publicitado e usado como exemplo para inspirar outros (Hart & Eli., 2005). Spreitzer (2005); e Lawler (2002) argumentam que o papel dos incentivos ajudará a tornar os gestores mais dispostos a envolver os funcionários de nível inferior na tomada de decisões e a aumentar a preocupação dos funcionários com o sucesso da sua organização.

Responsabilidade:

Os trabalhadores sentir-se-ão mais motivados para fazer bem o seu trabalho se forem donos do mesmo. Para tal, é necessário dar aos trabalhadores liberdade e poder suficientes para executarem as suas tarefas, de modo a que sintam que são donos do resultado. À medida que os indivíduos amadurecem nas suas funções, dê-lhes oportunidades para assumirem responsabilidades acrescidas. No entanto, tenha cuidado para que o supervisor não se limite a acrescentar mais trabalho. Em vez disso, deve encontrar formas de acrescentar trabalho desafiante e significativo, talvez dando também ao empregado maior liberdade e autoridade (Adams, & Bond, 2005).

Avanço:

Recompense a lealdade e o desempenho com uma promoção. Para promover um funcionário valioso, considere a possibilidade de lhe dar um novo título que reflicta o nível de trabalho que ele ou ela alcançou. Sempre que possível, apoie os empregados permitindo-lhes prosseguir os estudos, o que os tornará mais valiosos para a prática e mais realizados profissionalmente (Spreitzer, 2005).

Componentes da satisfação no trabalho

O maior preditor da satisfação profissional pode ser a relação com a enfermaria (trabalho de equipa, colegialidade), que está fortemente relacionada com a satisfação profissional global (Best, Maureen, & Norma, 2004), em comparação com o controlo externo, a autonomia e o salário (Konstantinos & Ouzouni, 2008). As relações entre as enfermarias, incluindo a comunicação com o supervisor e os colegas, foram afectadas pela redução do tamanho dos hospitais, o que levou a uma diminuição da supervisão dos enfermeiros e a um aumento da fricção entre colegas de trabalho. (Best, Maureen, & Norma, 2004).

A satisfação no trabalho é uma das variáveis mais investigadas nos domínios da gestão, em particular. Há uma variedade de factores que podem influenciar o nível de satisfação profissional dos trabalhadores; alguns desses factores
incluem o nível de remuneração e benefícios, a perceção da justiça do sistema de promoção dentro de uma empresa, a qualidade das condições de trabalho, a liderança, as relações sociais e o próprio emprego (a variedade de tarefas envolvidas, o interesse e o desafio que o emprego gera e a clareza da descrição/requisitos do emprego) (Konstantinos & Ouzouni, 2008).

Quanto mais felizes as pessoas estiverem no seu trabalho, mais satisfeitas se diz que estão. Outras influências na satisfação incluem o estilo e a cultura de gestão, o envolvimento dos trabalhadores, a atribuição de poderes e os grupos de trabalho autónomos (Okpara, 2006). Os trabalhadores podem ver o desempenho dos seus gestores em função do seu grau de satisfação (ou insatisfação) com o seu trabalho. Se estiverem insatisfeitos, podem atribuir essa insatisfação a uma má gestão (Hopkins & Weathington, 2006). Em apoio deste facto, outros estudos encontraram uma forte ligação entre a satisfação no trabalho e o feedback da avaliação (Jawahar, 2006).

A satisfação profissional foi avaliada a vários níveis: Lucros, desempenho profissional, valores intrínsecos do trabalho e questões relacionadas com os cuidados prestados aos doentes. Os lucros não se referiam a ganhos financeiros pessoais, mas sim aos lucros da organização. Muitos enfermeiros responderam que se sentiam desvalorizados no seu trabalho e ressentidos com o facto de os lucros serem colocados acima dos doentes. O desempenho no trabalho não se aplicava apenas a eles, mas as atitudes e o desempenho dos colegas de trabalho num plano horizontal e vertical também eram considerados (Fletcher, Jordan, & Miller, 2001).

Muitos tinham expectativas elevadas em relação aos colegas de trabalho e eram frequentemente desiludidos (Fletcher, Jordan, & Miller, 2001). Não é de surpreender que muitos dos valores intrínsecos do trabalho dos enfermeiros resultem de actividades de prestação de cuidados aos doentes ou de fazer a diferença na vida de um doente" (Fletcher, 2005). Ao considerarem as questões relacionadas com os cuidados aos doentes, muitos dos inquiridos manifestaram preocupação com a ideia de que os cuidados aos doentes eram insuficientes devido a alterações organizacionais ao nível do pessoal e das atribuições. Os valores extrínsecos do trabalho, como a segurança no emprego, o salário, os benefícios adicionais e os horários de trabalho, também são considerados importantes para a satisfação no trabalho. As restrições de horário e a disponibilidade limitada de tempo livre promovem a frustração e a insatisfação.

Ligar o Empowerment Estrutural à Satisfação no Trabalho

Laschinger e Havens (2006) e Huffman (2005) concluíram que a capacitação para o trabalho dos enfermeiros estava fortemente relacionada com a perceção de controlo sobre a prática de enfermagem, que estava subsequentemente relacionada com a satisfação no trabalho. O conceito de capacitação de Kanter já foi diretamente relacionado com a satisfação no trabalho. McCloskey e McCain (2008) verificaram que a satisfação profissional diminuiu durante os primeiros seis meses e depois manteve-se estável durante o resto do ano. Curiosamente, os enfermeiros sentiram-se mais insatisfeitos com a falta de oportunidade de trabalhar dias seguidos, e a satisfação com a oportunidade de progressão na carreira e de frequentar programas educativos diminuiu. A oportunidade é uma das quatro estruturas organizacionais reconhecidas na teoria da capacitação estrutural de Kanter como sendo importantes para o crescimento da capacitação.

Laschinger et al (2001) concluíram que os enfermeiros da equipa se sentiam mais capacitados nos seus ambientes de trabalho quando os seus líderes encorajavam a autonomia, facilitavam a tomada de decisões participativa e expressavam confiança na competência dos trabalhadores. Manojlovich, Spence Laschinger, &Heather (2002) A satisfação no trabalho depende, em parte, das caraterísticas organizacionais do ambiente. Song et al., (2007) relataram que a satisfação no trabalho estava relacionada com as caraterísticas estruturais do ambiente de trabalho. Irvine e Evans (2002) descobriram que o conteúdo do trabalho e o ambiente de trabalho tinham uma relação mais forte com a satisfação no trabalho do que as variáveis de diferença individual, que incluíam a idade, a experiência e o tempo de permanência na organização.

A satisfação profissional tem sido forte e positivamente relacionada com a capacitação dos enfermeiros hospitalares, demonstrada na perceção do acesso à informação, ao apoio, aos recursos e às oportunidades (Heather et al, 2002). John (2008) encontrou associações positivas entre o empowerment estrutural (por exemplo, receber apoio, acesso a recursos) e o empowerment psicológico (por exemplo, autonomia, significado do trabalho) com a satisfação no trabalho. Choi, Flynn, & Aiken (2011) sugerem que os atributos pessoais podem ser menos importantes para a satisfação no trabalho do que os factores organizacionais.

Ligar a satisfação no trabalho a variáveis individuais e organizacionais

McNeese-Smith (2001) verificou que determinados comportamentos de liderança tinham um impacto significativo na satisfação profissional; a satisfação profissional de um trabalhador pode também depender do comportamento dos outros. Num estudo com enfermeiros recém-contratados, McCloskey (2007) concluiu que, após 6 e 12 meses de trabalho, os enfermeiros que tinham mais autonomia e se sentiam mais integrados socialmente também estavam mais satisfeitos com o seu trabalho. Para além da ligação entre autonomia e satisfação profissional, Colgrove (2002) concluiu que a perceção da autonomia no trabalho tinha um efeito direto na satisfação profissional, o que, por sua vez, afectava diretamente a forma como os doentes sentiam os cuidados prestados pelo pessoal de enfermagem. (Levy-Garboua & Montmarquette, 2004) Assim, a satisfação profissional pode ser vista como um elo de uma cadeia que conduz a um outro resultado: a satisfação dos doentes.

Tourangeau e Cranley (2006) estudaram itens que mediam a satisfação no trabalho, o burnout, o ambiente da prática profissional de enfermagem, as caraterísticas demográficas dos enfermeiros inquiridos, bem como a intenção de permanecer empregado. As previsões de regressão revelaram que apenas quatro eram determinantes estatisticamente significativos da intenção dos enfermeiros de permanecerem empregados: satisfação no trabalho; caraterísticas pessoais dos enfermeiros; coesão e colaboração do grupo de trabalho; e empenhamento organizacional dos enfermeiros. Muitos enfermeiros pretendem trabalhar em hospitais de baixa rotatividade, ou no que se designa por hospitais-íman atractivos, em vez de trabalharem em hospitais convencionais, porque os enfermeiros os considerariam como áreas de (1) maior satisfação profissional, empenho e significado para o trabalho; (2) melhores horários de trabalho, clima organizacional e ajustamentos no trabalho que antecedem a rotatividade; bem como (3) menores factores de exposição relacionados com a saúde física, exigências e stressores profissionais e emocionais, ambiguidade e conflitos de papéis, conflitos trabalho-família, desequilíbrio esforço-recompensa (Stordeur, D'hoore, & the NEXT-Study Group, 2007).

McNeese-Smith (1999) concluiu que as principais influências na satisfação profissional eram os cuidados prestados aos doentes; o ambiente; a carga de trabalho equilibrada; as relações com os colegas de trabalho; os factores pessoais; o salário e os benefícios; o profissionalismo; o contexto cultural do enfermeiro; e a fase da carreira do enfermeiro. Noutro estudo, Ellenbecker (2004) afirmou que a satisfação profissional era influenciada por factores intrínsecos que incluíam: autonomia na profissão; autonomia nas relações com os doentes; coesão de grupo com os pares; coesão de grupo com os médicos; e caraterísticas organizacionais, que incluem o tipo de governação, as relações que um enfermeiro tem com a organização, os supervisores e a gestão, e o compromisso da organização com os valores profissionais.

A satisfação profissional seria influenciada por factores extrínsecos, tais como: stress e carga de trabalho; autonomia e controlo das horas de trabalho; autonomia e controlo das actividades de trabalho; salário e benefícios; e perceção e oportunidades reais de emprego noutro local (Hu, & Liu, 2004). Os enfermeiros estavam insatisfeitos com o trabalho, o salário e as promoções; e os enfermeiros estavam insatisfeitos devido à pouca atenção dada às escalas salariais dos enfermeiros, à diminuição das oportunidades de progressão na carreira e de promoções, e à diminuição das oportunidades de trabalhar de forma independente, o que enfatiza o pensamento crítico e a tomada de decisões, a autonomia, a responsabilização e a delegação de aspectos profissionais da enfermagem (Choi, Flynn, & Aiken, 2011).

Capacitação e satisfação

Redução do stress no trabalho e da rotatividade:

A investigação empírica demonstrou a existência de uma relação negativa entre o empowerment e o stress no trabalho, sugerindo que, à medida que os trabalhadores se sentem mais capacitados, o seu stress no trabalho diminui (Joiner & Bartram, 2004). Para além do stress, o aumento da satisfação dos trabalhadores ajuda a reduzir a rotatividade dos trabalhadores, as licenças de ausência e as queixas de incapacidade e violência relacionadas com o trabalho (Harmon, et al, 2003). De acordo com a JCAHO (2005), existem preocupações financeiras para os administradores para além dos custos de recrutamento e retenção. Além disso, quando os funcionários se sentem insatisfeitos e desvalorizados e abandonam a organização, isso aumenta a carga de trabalho e os níveis de stress dos que ficam e, em última análise, diminui ainda mais a satisfação tanto dos funcionários como dos doentes (Fukuyama, 2005).

Leva a um papel ativo na tomada de decisões, a sentimentos de apoio e de realização:

As organizações que promovem a capacitação dos trabalhadores podem ajudar os enfermeiros a assumirem um papel mais ativo nas decisões relativas aos cuidados diários, o que se crê aumentar a satisfação dos trabalhadores (Berlowitz et al, 2003). Quando os trabalhadores são mais activos na tomada de decisões, não só na prática de enfermagem e na gestão da unidade, mas também nos cuidados aos doentes, sentem-se mais empenhados, o que conduz a uma maior satisfação e a taxas de rotatividade mais baixas (Relf, 2005). As alterações na perceção do empowerment dos trabalhadores parecem ter efeitos positivos duradouros na satisfação dos trabalhadores.

Laschinger, et al. (2004) sugerem que as alterações no acesso à capacitação estrutural tiveram impacto nos sentimentos de capacitação e de satisfação com o trabalho dos enfermeiros durante um período de três anos. Os enfermeiros dos hospitais-íman experimentam níveis mais elevados de capacitação e satisfação no trabalho devido a um maior acesso às estruturas de capacitação no trabalho, quando comparados com os enfermeiros de hospitais não-íman (Upenieks, 2003). Este facto foi consistente com Shortell, Zimmerman, & Gillies. (2005) e Berlowitz et al. (2003), que determinaram que os trabalhadores de lares de idosos onde foram adoptadas práticas de melhoria da qualidade (QI) apresentavam uma satisfação profissional significativamente mais elevada do que os outros, devido à atribuição de poderes para assumirem um papel mais ativo nas decisões relativas aos cuidados diários. Por outras palavras, ao capacitar os empregados para tomarem decisões, os hospitais podem aumentar o envolvimento dos empregados e, por sua vez, a satisfação dos mesmos.

O impacto das condições de trabalho capacitantes pode desempenhar um papel ainda mais importante ao nível intermédio da gestão dos enfermeiros. Patrick e Laschinger (2006) concluíram que os seus resultados corroboram a afirmação de Kanter de que as condições de trabalho capacitantes têm um impacto significativo nos sentimentos de apoio e de realização no trabalho, o que pode desempenhar um papel fundamental na retenção de chefias intermédias e na atração de enfermeiros para cargos de gestão. Por outro lado, isto sugere que as organizações que não promovem a capacitação dos trabalhadores podem ter problemas em reter e atrair gestores de nível intermédio.

Melhores relações com a direção:

Wagner (2006) determinou que um fator primordial na satisfação e lealdade do empregado para com o empregador é a relação do empregado com o supervisor imediato. Esta constatação demonstra ainda a necessidade de os administradores dos cuidados de saúde se preocuparem com a satisfação dos trabalhadores, uma vez que os hospitais enfrentam escassez de enfermeiros. Também está de acordo com as conclusões de Curran (2001) de que a gestão dos enfermeiros que está fora de contacto com as realidades dos cuidados aos doentes leva a uma menor satisfação e lealdade dos enfermeiros.

A qualidade das relações, incluindo a comunicação entre a gestão e os trabalhadores, não só tem impacto nos próprios trabalhadores, como também tem impacto na eficácia organizacional, afectando a produtividade e as taxas de rotatividade (Brunetto & Farr-Wharton, 2006). Quando a direção ajuda um empregado a sentir-se empenhado e lhe oferece o apoio e os recursos necessários para prestar cuidados de qualidade aos doentes, os empregados não só estão mais satisfeitos com o seu empregador, como também se mantêm mais leais.

Embora muitos estudos demonstrem que a capacitação em contextos de cuidados de saúde pode conduzir a uma maior satisfação profissional e organizacional. Suominen, et al. (2006) determinaram que, com base no seu estudo, a satisfação no trabalho não está relacionada com nenhum dos domínios da capacitação. Embora isto seja diferente de estudos anteriores, levanta a questão de saber quando e como é que a capacitação e o envolvimento afectam a satisfação dos trabalhadores.

Efeitos da satisfação dos trabalhadores nos cuidados prestados aos doentes e na satisfação dos doentes

Verificou-se que a satisfação dos enfermeiros e de outros profissionais de saúde tem vários impactos na qualidade dos cuidados prestados, o que, em última análise, influencia o nível de satisfação dos doentes. A cadeia de Newman et al. (2001) descreve uma inter-relação clara entre a satisfação dos trabalhadores, a qualidade dos cuidados e a satisfação dos doentes. Atkins et al. (2006) mostraram que a insatisfação dos trabalhadores tem um impacto negativo na qualidade dos cuidados e, em última análise, tem um efeito adverso na lealdade dos doentes e, por sua vez, na rentabilidade do hospital. Foi demonstrado que as iniciativas de melhoria da qualidade têm uma correlação positiva com a satisfação dos trabalhadores, bem como com a satisfação dos clientes (Kammerlind, Dahlgaard, & Rutberg, 2004).

Ott e van Dijk (2005) apresentam um estudo único que combina dados sobre a satisfação dos trabalhadores e dos clientes. As suas conclusões sugerem que a satisfação dos trabalhadores com a sua organização é um melhor indicador da satisfação dos clientes do que a satisfação profissional dos trabalhadores. Os autores sugerem que, com base nas suas conclusões, a formação relacionada com o trabalho é a atividade mais relevante para a satisfação dos clientes, apesar de não mostrar qualquer relação com a satisfação no trabalho. O seu estudo também demonstrou a relação volátil entre a satisfação dos trabalhadores e a satisfação dos clientes, que pode estar em conflito. Por exemplo, enquanto os empregados estão mais satisfeitos quando têm horários de trabalho regulares, isto diminui a satisfação dos clientes, uma vez que os empregados são considerados menos disponíveis para os doentes. Isto mostra que a satisfação dos trabalhadores e a satisfação dos doentes estão relacionadas, mas por vezes entram em conflito uma com a outra.

A satisfação dos trabalhadores também parece ter uma forte relação com a qualidade dos cuidados prestados e os custos associados. Quando os trabalhadores estão mais satisfeitos, isso ajuda a reduzir o stress, a rotação de pessoal, as licenças de ausência e as queixas de incapacidade e violência relacionadas com o trabalho (Harmon, et al, 2003; Joiner & Bartram, 2004). Todos estes factores contribuem para aumentar o nível de cuidados prestados aos doentes. Os enfermeiros que estão satisfeitos com o seu trabalho apresentam níveis mais elevados de segurança dos doentes e menos erros de medicação, o que contribui para aumentar a satisfação dos doentes (Rathert & May, 2007). Verificou-se também que a satisfação dos trabalhadores conduz à redução do tempo de permanência dos doentes e dos custos variáveis (Harmon, et al., 2003& Karasek 2000). As reduções nos custos de recrutamento e retenção e o menor número de funcionários que faltam ao trabalho, combinados com menores custos variáveis e erros dos pacientes, tornam a melhoria da satisfação dos funcionários mais apelativa para os administradores.

De acordo com Al-Mailam (2005), a liderança da qualidade nas organizações de cuidados de saúde ajuda a promover um ambiente que proporciona cuidados de qualidade, o que está associado à satisfação dos doentes. As organizações que procuram melhorar a satisfação dos doentes e incentivar as visitas de retorno ou a fidelização dos clientes devem concentrar-se na melhoria da qualidade dos cuidados. Como muitos estudos sugerem, uma liderança de qualidade que proporcione ambientes de trabalho capacitantes tem mais probabilidades de resultar em funcionários empenhados e tende a ser a mais bem sucedida no aumento da qualidade dos cuidados prestados. Mais uma vez, isto leva-nos a concluir que a gestão desempenha um papel fundamental no nível de cuidados prestados, mesmo quando não está diretamente envolvida.

Os estudos de Peltier et al. (2003, 2004 e 2007) sugerem que, ao centrarem-se na melhoria da qualidade dos cuidados de saúde, as organizações de cuidados de saúde podem não só melhorar a satisfação dos doentes, mas também melhorar a satisfação e a lealdade dos funcionários para com a organização. Isto, por sua vez, terá um maior impacto na qualidade dos cuidados de saúde devido à inter-relação desta cadeia.

CAPÍTULO III

Sujeitos e métodos

Este capítulo apresenta o objetivo do presente estudo, as hipóteses de investigação, o desenho utilizado, o local onde a investigação foi realizada, a população-alvo, os instrumentos, a recolha de dados, os procedimentos, o estudo-piloto e a análise estatística.

Objetivo do estudo

O objetivo deste estudo é examinar o impacto do empowerment no local de trabalho sobre o controlo dos enfermeiros sobre a sua prática e a sua satisfação profissional no Hospital Universitário de El Manial.

Hipóteses de investigação

Com base na revisão da literatura e nas proposições da teoria de Kanter, foram desenvolvidas as seguintes hipóteses: -

1- Quanto mais elevadas forem as pontuações da perceção dos enfermeiros sobre o empowerment no local de trabalho, mais elevadas serão as pontuações da sua perceção de controlo sobre a sua prática.

2- Quanto mais elevadas forem as pontuações da perceção dos enfermeiros sobre o empowerment no local de trabalho, mais elevadas serão as pontuações da sua perceção da satisfação no trabalho.

Desenho do estudo:

Foi utilizado um modelo descritivo e correlacional para estudar o impacto da capacitação no local de trabalho no controlo dos enfermeiros sobre a sua prática e na satisfação profissional.

Definição:-

O estudo foi efectuado em 28 Unidades de Cuidados Intensivos e Intermédios (UCI) do Hospital Universitário El Manial. Este hospital conta com diferentes categorias de enfermeiros (técnicos, bacharéis, licenciados, mestres e doutores).

As unidades de cuidados intensivos médicos incluem

- 1 UCI é uma unidade especial. Tem 16 camas e presta cuidados médicos privados.
- 2 A UCI é uma unidade especial. Tem 29 camas e presta cuidados médicos privados.

- A unidade de cuidados intermédios é uma unidade especial associada a 1 UCIst . Tem 4 camas e presta cuidados médicos privados.
- Serviço médico de cuidados intensivos (3rd unit) afiliado ao Hospital Especializado El Manial. Tem 30 camas e presta cuidados médicos privados e gratuitos.
- A UTI de urologia e diálise renal é uma unidade especial. Contém 4 camas e presta cuidados médicos gratuitos.

As unidades cardio-torácicas incluem

- UCI de cirurgia cardio-torácica ligada à administração da operação. Tem 10 camas e presta cuidados médicos gratuitos.
- UTI médica cardio-torácica afiliada ao hospital especializado El Manial. Tem 5 camas e presta cuidados médicos privados.
- Unidade de cuidados intensivos e de quartos de doentes, afiliada ao hospital especializado El Manial. Dispõe de 16 camas e presta cuidados médicos privados.
- UCC localizada na unidade 23 afiliada ao South Manial Hospital. Possui 16 leitos e oferece atendimento médico gratuito.
- Unidade de cuidados intensivos cardio-torácicos localizada na unidade 24 afiliada ao Hospital de Manial Sul. Possui 3 leitos e oferece atendimento médico gratuito.
- UTI de função pulmonar afiliada ao hospital especializado El Manial. Tem 9 camas e presta cuidados médicos privados.

As unidades de neurocirurgia incluem

- UTI de neurocirurgia afiliada ao hospital especializado El Manial. Dispõe de 8 camas e presta cuidados médicos privados.
- UTI de AVC afiliada ao hospital especializado El Manial. Tem 9 camas e presta cuidados médicos privados.
- Unidade de AVC afiliada ao hospital especializado El Manial. Tem 16 camas e presta cuidados médicos privados.
- Unidade de cuidados neurocirúrgicos afiliada ao hospital especializado El Manial. Dispõe de 16 camas e presta cuidados médicos privados.
- UCI neurocirúrgica 3rd andar afiliado à administração de operações. Tem 6 camas e presta cuidados médicos gratuitos.
- Neuro-ICU 7th andar afiliado à administração das Urgências. Contém 12 camas e presta cuidados médicos gratuitos.

A UTI cirúrgica inclui:-

- Nova UCI de cirurgia associada à administração de operações. Tem 7 camas e presta cuidados médicos gratuitos.
- UTI cirúrgica localizada na unidade 5, afiliada à administração de Emergência. Tem 8 camas e presta cuidados médicos gratuitos.
- UTI de transplante de rim e fígado afiliada ao hospital especializado El Manial. Tem 4 camas e presta cuidados médicos privados.
- Funcionamento (1) afiliado ao hospital especializado El Manial. Dispõe de 6 camas e presta cuidados médicos privados.
- Funcionamento (2) afiliado ao hospital especializado El Manial. Dispõe de 6 camas e presta cuidados médicos privados.
- Unidade cirúrgica de oftalmologia do hospital especializado El Manial. Tem 16 camas e presta cuidados médicos privados.

As unidades de emergência incluem

- UCI de funcionamento de urgência ligada à administração de urgência. Tem 6 camas e presta cuidados médicos gratuitos.
- Urgência de parto ligada ao hospital obstétrico. Dispõe de 4 camas e presta cuidados médicos gratuitos.

As unidades de oncologia incluem:-

- Unidade especial do Centro de Oncologia e Medicina Nuclear. Tem 104 camas e presta cuidados médicos privados.
- Unidade de transplante de medula óssea afiliada ao hospital especializado El Manial. Dispõe de 9 camas e presta cuidados médicos privados.

As unidades maternas de alto risco incluem

- UCI para mães de alto risco afiliadas ao hospital obstétrico. Tem 6 camas e presta cuidados médicos gratuitos.

Amostragem:-

A amostra do estudo inclui todos os enfermeiros licenciados disponíveis, com pelo menos um ano de experiência no local do estudo e que aceitaram participar no estudo. O seu número foi de (75) enfermeiros.

A totalidade da amostra do estudo era do sexo feminino. 25 enfermeiros (33,33%) trabalhavam em unidades de cuidados intensivos médicos. 11 enfermeiros (14,67%) trabalhavam em unidades cardio-torácicas, 9 enfermeiros (12%) trabalhavam em unidades de neurocirurgia, 13 enfermeiros (17,33%) trabalhavam em unidades cirúrgicas e 7 enfermeiros (9,33%) trabalhavam em unidades de urgência, 7 enfermeiros (9,33%) trabalhavam em unidades de oncologia e 3 enfermeiros (4%) trabalhavam em UCI para mães de alto risco.

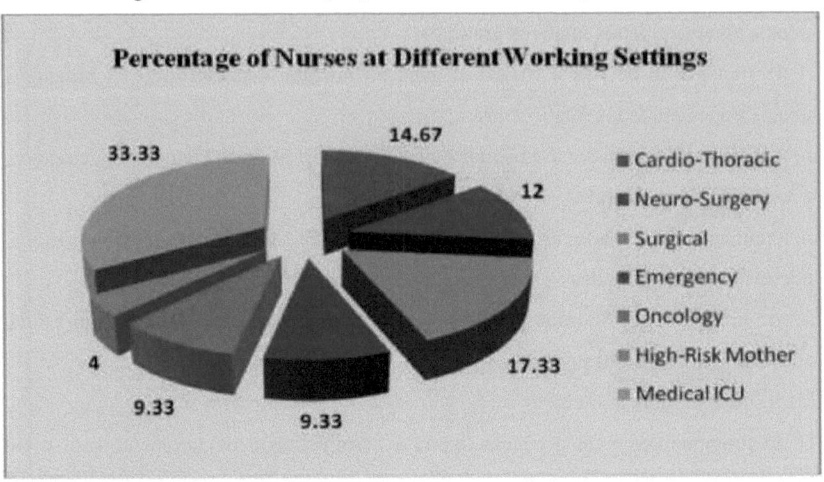

Figura (2): Distribuição percentual dos enfermeiros que trabalham em diferentes contextos de estudo

Considerações éticas:

Antes da recolha de dados, foi obtida a aprovação primária do comité de ética da Faculdade de Enfermagem da Universidade do Cairo para a realização do estudo (Anexo 1). Além disso, foi obtida uma autorização oficial do diretor médico geral, do diretor geral de enfermagem do Hospital Universitário El Manial e dos enfermeiros-chefes das UCI.

A participação no estudo foi voluntária e baseou-se na capacidade dos enfermeiros para darem o consentimento informado; o consentimento deve ser assinado pelos participantes após a leitura de todos os pormenores; as questões éticas a considerar incluem a explicação do objetivo e da natureza do estudo, indicando a possibilidade de se retirar do estudo em qualquer altura. A confidencialidade da informação será assegurada. Os seus nomes não apareceram no estudo e não serão revelados em quaisquer relatórios que resultem desta dissertação.

Após a recolha de dados, foi obtida a aprovação final do comité de ética da Faculdade de Enfermagem da Universidade do Cairo, após a inspeção dos consentimentos de aceitação dos participantes (Anexo, 2).

Ferramentas:-

Para atingir o objetivo do presente estudo, os dados foram recolhidos utilizando três instrumentos:

1- O questionário sobre o empoderamento no local de trabalho contém duas partes principais:

- A primeira parte consistia numa ficha sociodemográfica destinada a recolher as caraterísticas dos inquiridos, tais como a idade, o sexo, o departamento de trabalho, o nível de instrução e a experiência.

- A segunda parte foi um questionário concebido para medir a perceção dos enfermeiros do pessoal sobre a capacitação no local de trabalho (CWEQ-II), com um coeficiente de fiabilidade alfa de Cronbach total (0,74) durante o estudo-piloto e que se revelou (0,75) para a amostra total. O CWEQ-II divide-se em três dimensões.

a - Escala das Condições de Eficácia no Trabalho (CWEQ- II) adaptada de (Laschinger, Finegan, Shamian & Wilk, 2001). Consiste em 16 itens auto-relatados para medir a acessibilidade dos componentes da capacitação no local de trabalho descritos por Kanter (informação, apoio, recursos e oportunidade). A ferramenta foi traduzida para árabe e foram efectuadas as alterações necessárias. O coeficiente de fiabilidade alfa de Cronbach foi de 0,73 para o acesso à oportunidade; 0,72 para o acesso à informação; 0,70 para o acesso ao apoio; e 0,78 para o acesso aos recursos.

b - A escala de actividades profissionais (JAS) adaptada de Laschinger (1996). Consiste em 7 itens auto-relatados para medir a perceção dos enfermeiros do poder formal no seu atual contexto de trabalho. O instrumento foi traduzido para árabe e foram efectuadas as alterações necessárias. O coeficiente de fiabilidade alfa de Cronbach foi de 0,82 durante o estudo-piloto e de 0,83 para a amostra total.

c- A escala de relações organizacionais (ORS) adaptada de Laschinger (1996). É constituída por 13 itens auto-relatados para medir a perceção que os enfermeiros têm do poder informal no seu atual contexto de trabalho. O instrumento foi traduzido para árabe e foram efectuadas as modificações necessárias. O coeficiente de fiabilidade alfa de Cronbach foi de 0,83 durante o estudo-piloto e revelou 0,85 para a amostra total.

Sistema de pontuação

Os inquiridos assinalam as suas respostas numa escala de tipo Likert de 5 pontos, como se segue

5 = sempre 4= frequentemente 3= às vezes

2= raramente 1 = nunca

Para calcular os níveis de estruturas acedidas no hospital, menos de 60% representam estruturas pouco acedidas no hospital. De 60% a 75% representam estruturas com acesso moderado no hospital. Mais de 75% representam estruturas de elevado acesso no hospital.

2- O questionário C/NP, adaptado de Gerber, Murdaugh, Verran e Milton (1990), é composto por 21 itens auto-relatados para medir a perceção dos enfermeiros do seu controlo sobre os cuidados profissionais. O instrumento foi traduzido para árabe e a sua escala de Likert de 7 pontos foi modificada para uma escala de Likert de 5 pontos. O coeficiente de fiabilidade alfa de Cronbach foi de 0,87 durante o estudo-piloto e de 0,88 para a amostra total.

Sistema de pontuação

Os inquiridos assinalam as suas respostas numa escala de tipo Likert de 5 pontos, como se segue

5 = sempre 4= frequentemente 3= às vezes

2= raramente 1 = nunca

Para calcular os níveis de controlo, menos de 60% representa um baixo controlo dos enfermeiros sobre a sua prática. De 60% a 75% representa um controlo moderado dos enfermeiros sobre a sua prática. Mais de 75% representa um elevado controlo dos enfermeiros sobre a sua prática.

3- Questionário de satisfação profissional adaptado de Syptak, David, Marsland, e Ulmer, (1999). É composto por 42 itens para medir a perceção que os enfermeiros têm da sua satisfação profissional. O instrumento foi traduzido para árabe e a sua escala de Likert dicotómica foi modificada para uma escala de Likert de 3 pontos. O coeficiente de fiabilidade alfa de Cronbach foi de 0,81 durante o estudo-piloto e de 0,83 para a amostra total.

Sistema de pontuação

Os inquiridos assinalam as suas respostas numa escala de tipo Likert de 3 pontos, como se segue

3 = sim 2= às vezes 1= não

Para calcular os níveis de satisfação profissional dos enfermeiros, menos de 60% representa uma baixa satisfação profissional dos enfermeiros. De 60% a 75% representa uma satisfação profissional moderada dos enfermeiros. Mais de 75% representa uma elevada satisfação profissional dos enfermeiros.

Validade de conteúdo dos instrumentos desenvolvidos:-

A folha do questionário foi entregue a um painel de onze peritos constituído por dois professores de administração de enfermagem da Universidade de Ein-shams. Um professor, um professor assistente e dois leitores de Administração de Enfermagem na Universidade do Cairo, cinco professores assistentes de diferentes departamentos da Faculdade de Enfermagem da Universidade do Cairo. Foi pedido a cada perito que verificasse a adequação dos itens que abrangem o domínio em estudo, o conteúdo, a clareza, a redação, a extensão, o formato e o aspeto geral. Com base nas recomendações dos peritos, foram introduzidas pequenas alterações na redação.

Estudo-piloto:-

Foi realizado um estudo-piloto para testar a aplicabilidade do questionário, medir a fiabilidade dos instrumentos e o tempo consumido no preenchimento da folha do questionário e acrescentar ou omitir perguntas. O investigador entregou a folha do questionário a 12 enfermeiros do Hospital Universitário El Manial (3 enfermeiros trabalhavam no controlo de infecções, 3 enfermeiros trabalhavam no centro de educação e desenvolvimento e 6 enfermeiros trabalhavam em unidades de prematuros) para serem verificados durante a presença do investigador - não foram incluídos na amostra do estudo. Com base nos resultados do estudo piloto, foram efectuadas pequenas alterações à redação de quatro itens. O tempo de preenchimento das folhas do questionário foi estimado (variou entre 30 e 45 minutos).

Procedimentos:-

Antes da recolha de dados, foi obtida autorização do Diretor Médico Geral, do Diretor Geral de Enfermagem e dos enfermeiros-chefes das diferentes UCI para a realização do estudo. Além disso, o investigador explicou o objetivo, a natureza e o significado do estudo a cada enfermeiro para obter a sua aceitação em participar no estudo. Durante a recolha de dados, o investigador entregou as folhas do questionário individualmente aos enfermeiros participantes nas suas unidades e, em seguida, explicou a folha do questionário aos inquiridos e pediu-lhes que a preenchessem. O tempo despendido para o preenchimento do questionário variou entre 30 e 45 minutos. O investigador esperou até que os participantes preenchessem a folha e estivessem prontos para responder a qualquer pergunta. Depois de terminado o preenchimento da folha do questionário, o investigador recolheu-os. Os dados foram recolhidos durante um período de cinco meses, de janeiro a maio de 2010.

Limitações do estudo

Na altura da redação da proposta de tese, havia um número suficiente de enfermeiros bacharéis a trabalhar nos locais propostos. O número de enfermeiros foi reduzido na altura da recolha de dados. O número de enfermeiros atingiu os 30 enfermeiros. Este número não era suficiente para implementar o estudo. Por isso, alargámos o âmbito do estudo para incluir 28 unidades onde trabalhavam todos os enfermeiros licenciados no Hospital Universitário El-Manial.

Desenho estatístico:-

Após a conclusão da recolha de dados, os dados foram pontuados, tabulados e analisados por computador utilizando o "Statistical Package for Social Science" (SPSS). A fiabilidade dos instrumentos foi examinada com recurso ao alfa de Cronbach e já foi referida anteriormente.

A estatística descritiva, como a frequência, a distribuição percentual, a pontuação média e o desvio padrão, foi utilizada na análise dos dados pretendidos neste estudo. Foram utilizados testes estatísticos relativos de significância para identificar as relações entre as variáveis do estudo. O limiar de significância foi fixado em 5 por cento (valor $P < 0,05$). Utilizando um método de entrada para análise de regressão múltipla para identificar as correlações entre as variáveis do estudo e análise de regressão separada para identificar o poder de relação entre cada variável.

CAPÍTULO IV

Resultados e análise de dados

Objetivo do estudo

O estudo teve como objetivo analisar o impacto do empowerment no local de trabalho no controlo dos enfermeiros sobre a sua prática e na sua satisfação profissional no Hospital Universitário El Manial.

Hipóteses de investigação

Com base na revisão da literatura e nas proposições da teoria de Kanter, foram desenvolvidas as seguintes hipóteses: -

1- Quanto mais elevada for a pontuação da perceção dos enfermeiros sobre a capacitação no local de trabalho,

quanto mais elevada for a pontuação da sua perceção de controlo sobre a sua prática.

2- Quanto mais elevada for a pontuação da perceção dos enfermeiros sobre a capacitação no local de trabalho,

mais elevadas são as pontuações da sua perceção da satisfação no trabalho.

Os resultados do estudo foram apresentados nas seguintes partes:

Parte I: Distribuição percentual das caraterísticas sócio-demográficas da amostra do estudo (quadro 1).

Parte II: Distribuição percentual da perceção dos enfermeiros sobre o empowerment no local de trabalho, o controlo sobre a prática e a satisfação profissional (quadros 2 a 15).

Parte III: Descrição dos níveis de empowerment no local de trabalho, dos níveis de controlo dos enfermeiros sobre a sua prática e dos níveis de satisfação profissional (quadros 16 a 18).

Parte IV: Relações entre o empowerment no local de trabalho, o controlo dos enfermeiros sobre a sua prática e a satisfação profissional e os dados sociodemográficos da amostra do estudo (quadros 19 a 22).

Parte V: Correlações entre o empowerment no local de trabalho, o controlo dos enfermeiros sobre a sua prática e a satisfação profissional (quadros 23 a 24).

Parte VI: Poder da relação entre o empowerment no local de trabalho, o controlo dos enfermeiros sobre a sua prática e a satisfação profissional (quadro 25).

Parte I: - Distribuição percentual das caraterísticas sócio-demográficas da amostra do estudo (quadro 1).

A tabela (1) mostra que, a maioria dos enfermeiros 89,33% tinha o grau de bacharel em enfermagem, enquanto 4% tinham diploma superior e 6,67% tinham mestrado em enfermagem. Mais de metade dos enfermeiros, 56%, tinham idades compreendidas entre 35 e menos de 45 anos. A percentagem mais elevada, 26,67%, tinha uma experiência superior a 20 anos, enquanto a percentagem mais baixa, 22,67%, tinha uma experiência entre 10 e menos de 15 anos. Cerca de dois terços (61,33%) trabalharam menos de 10 anos na unidade.

Tabela (1): Distribuição percentual das caraterísticas sócio-demográficas da amostra do estudo

Characteristics	N	%
Education level		
- Baccalaureate	67	89.33
- Higher diploma	3	4.00
- Master	5	6.67
Total	75	100%
Age		
<35	21	28.00
35----	42	56.00
>45	12	16.00
Total	75	100%
Experience		
>1	19	25.33
10----	17	22.67
15----	19	25.33
>20	20	26.67
Total	75	100%
Period of work in the unit		
>1	46	61.33
10----	12	16.00
15---	6	8.00
>20	11	14.67
Total	75	100%

Parte II: Distribuição percentual da perceção dos enfermeiros sobre o empowerment no local de trabalho, o controlo sobre a prática e a satisfação profissional (quadros 2 a 15).

A tabela (2) revela que a maioria dos enfermeiros (74,67%) considera o seu trabalho um desafio. A mesma percentagem teve a oportunidade de adquirir novas competências e conhecimentos no trabalho. Por outro lado, a percentagem mais baixa, 61,33%, teve a oportunidade de avançar para empregos melhores.

Tabela (2): Distribuição percentual da perceção dos enfermeiros sobre a capacitação no local de trabalho no que respeita ao acesso a oportunidades

N=75

Access to opportunity	Freq.	Always	Often	Some-times	Rarely	Never	Wt.	Wt.%
Challenging work.	N	19	23	28	3	2	280	74.67
	%	25.33	30.67	37.33	4.00	2.67		
The chance to gain new skills and knowledge on the job.	N	19	25	24	6	1	280	74.67
	%	25.33	33.33	32.00	8.00	1.33		
Tasks that use all of your own skills and knowledge.	N	22	17	29	6	1	267	71.33
	%	29.33	22.67	38.67	8.00	1.33		
The chance to advance to better jobs.	N	22	10	28	12	3	230	61.33
	%	29.33	13.33	37.33	16.00	4.00		

A Tabela (3) revela que mais de metade dos enfermeiros recebeu informações sobre a situação atual do hospital e os valores da gestão de topo (54,00% e 52,00%), respetivamente, enquanto que a percentagem mais baixa, 44,67%, recebeu informações sobre o plano anual para a sua unidade de trabalho.

Tabela (3): Distribuição percentual da perceção dos enfermeiros sobre a capacitação no local de trabalho no que respeita ao acesso à informação

N=75

Access to information	Freq.	Always	Often	Some-times	Rarely	Never	Wt.	Wt.%
The current state of the hospital.	N	16	15	19	16	9	202	54.00
	%	21.33	20.00	25.33	21.33	12.00		
The values of top management.	N	6	21	24	14	10	195	52.00
	%	8.00	28.00	32.00	18.67	13.33		
The goals of top management.	N	6	20	23	15	11	187	50.00
	%	8.00	26.67	30.67	20.00	14.67		
The year's plan for your work unit.	N	11	15	15	19	15	165	44.67
	%	14.67	20.00	20.00	25.33	20.00		

A tabela (4) revela que dois terços dos enfermeiros (66%) receberam informações específicas sobre as coisas que fazem bem. 59,33% receberam comentários específicos sobre aspectos que poderiam melhorar. Por outro lado, mais de metade recebeu dicas úteis ou conselhos para a resolução de problemas e discutiu a necessidade de mais formação ou educação (54% e 53,33%), respetivamente.

Tabela (4): Distribuição percentual da perceção dos enfermeiros sobre a capacitação no local de trabalho no que respeita ao acesso ao apoio

N=75

Access to support	Freq.	Always	Often	Some-times	Rarely	Never	Wt.	Wt.%
Specific information about things you do well.	N	14	27	17	7	10	246	66.00
	%	18.67	36.00	22.67	9.33	13.33		
Specific comments about things you could improve.	N	10	26	17	10	12	222	59.33
	%	13.33	34.67	22.67	13.33	16.00		
Helpful hints or problem solving advice.	N	15	12	27	6	15	202	54.00
	%	20.00	16.00	36.00	8.00	20.00		
Discussion of further training or education.	N	3	31	12	17	12	200	53.33
	%	4.00	41.33	16.00	22.67	16.00		

A tabela (5) revela que mais de metade dos enfermeiros (55,33%) dispunha dos materiais necessários para o trabalho. Por outro lado, menos de metade dispunha de tempo para tratar da papelada necessária e para cumprir os requisitos do trabalho (38% e 37,33%), respetivamente.

Tabela (5): Distribuição percentual da perceção dos enfermeiros sobre a capacitação no local de trabalho no que respeita ao acesso aos recursos

N=75

Access to resources	Freq.	Always	Often	Some-times	Rarely	Never	Wt.	Wt.%
Time available to do necessary paper work.	N	16	1	23	14	21	168	38
	%	21.33	1.33	30.67	18.67	28.00		
Time available to accomplish job requirements.	N	9.33	8	30	12	20	165	37.33
	%	14.00	4.00	40.00	16.00	26.67		
Acquiring temporary help when needed.	N	11	9	37	14	4	192	51.33
	%	14.67	12.00	49.33	18.67	5.33		
Having supplies necessary for the job.	N	11	13	35	11	5	207	55.33
	%	14.67	17.33	46.67	14.67	6.67		

A tabela (6) indica que metade dos enfermeiros (51,33%) recebia recompensas pela inovação no trabalho. 50,67% deles tinham flexibilidade no seu trabalho. Por outro lado, apenas 24,67% e 13,33% obtiveram as aprovações necessárias para decisões não rotineiras e participaram em grupos de trabalho para a resolução de problemas, respetivamente.

Tabela (6): Distribuição percentual da perceção dos enfermeiros sobre o seu poder formal na sua organização

N=75

Formal Power		Always	Often	Some-times	Rarely	Never	WT.	WT.%
The rewards are offered for unusual performance on the job.	N	2	18	20	11	24	150	40.00
	%	2.67	24.00	26.67	14.67	32.00		
Giving rewards for innovation on the job.	N	10	14	29	12	10	192	51.33
	%	13.33	18.67	38.67	16.00	13.33		
There is flexibility in my job.	N	8	21	28	12	6	190	50.67
	%	10.67	28.00	37.33	16.00	8.00		
Frequency of approvals needed for non routine decisions.	N	3	1	29	30	12	92	24.67
	%	4.00	1.33	38.67	40.00	16.00		
Frequency of participation in educational programs.	N	7	8	18	17	25	120	32.00
	%	9.33	10.67	24.00	22.67	33.33		
Frequency of participation in problem solving committees.	N	1	6	6	19	43	50	13.33
	%	1.33	8.00	8.00	25.33	57.33		
Frequency of visibility of my work related activities within the institution.	N	0	6	32	23	14	110	29.33
	%	0.00	8.00	42.67	30.67	18.67		

A tabela (7) indica que a maioria dos enfermeiros (87,33%) conhece os trabalhadores auxiliares como seres humanos. 84,67% colaboraram com os médicos na prestação de cuidados aos doentes. Também 82,67% são procurados pelos colegas para obter informações. 82,00% dos trabalhadores auxiliares procuram os médicos para obter informações sobre os doentes. Por outro lado, menos de metade (46,00%) teve oportunidade de aumentar a sua influência fora da sua unidade, por exemplo, através da nomeação para comités influentes pelos supervisores.

Tabela (7): Distribuição percentual da perceção dos enfermeiros sobre o seu poder informal na sua organização

N=75

Informal Power		Always	Often	Some-times	Rarely	Never	Wt.	Wt.%
Collaborating with physicians on patient care.	N	33	27	7	0	8	317	84.67
	%	44.00	36.00	9.33	0.00	10.67		
Receiving helpful feedback from physicians.	N	26	19	18	4	8	270	72.00
	%	34.67	25.33	24.00	5.33	10.67		
Being sought out physicians for patients' information.	N	31	25	11	0	8	307	82.00
	%	41.33	33.33	14.67	0.00	10.67		
Receiving early information of upcoming changes in work unit from immediate supervisors.	N	19	27	15	4	10	267	71.33
	%	25.33	36.00	20.00	5.33	13.33		
Being sought out by supervisor for ideas about ward management issues.	N	19	17	17	8	14	222	59.33
	%	25.33	22.67	22.67	10.67	18.67		
Chances to increase your influence outside your unit e.g nomination to influential committees by supervisors.	N	8	14	25	12	16	172	46.00
	%	10.67	18.67	33.33	16.00	21.33		
Getting to know auxiliary workers as human.	N	44	18	7	1	5	327	87.33
	%	58.67	24.00	9.33	1.33	6.67		
Being sought out by peers for information.	N	19	37	12	2	5	310	82.67
	%	25.33	49.33	16.00	2.67	6.67		
Receiving helpful feedback from peers.	N	19	31	17	1	7	292	78.00
	%	25.33	41.33	22.67	1.33	9.33		
Having peers ask your opinion on patient care issues	N	26	21	23	0	5	292	78.00
	%	34.67	28.00	30.67	0.00	6.67		
Being sought out by peers for help with problems.	N	16	29	17	7	6	267	71.33
	%	21.33	38.67	22.67	9.33	8.00		
Resolving conflict among peers without immediate supervisor.	N	27	28	11	2	7	302	80.67
	%	36.00	37.33	14.67	2.67	9.33		
Seeking out ideas from professionals other than physician e.g physiotherapist, dietitian.	N	17	17	21	6	14	222	59.33
	%	22.67	22.67	28.00	8.00	18.67		

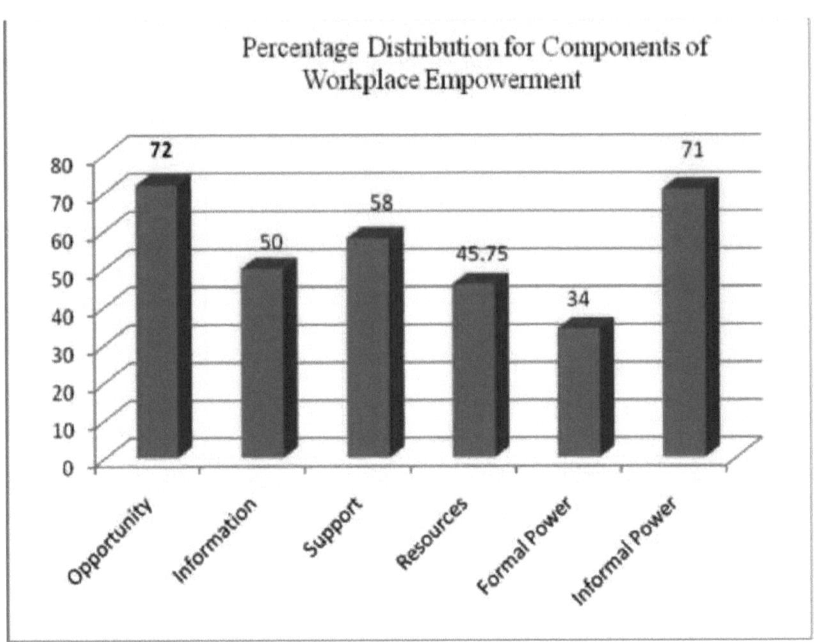

Figura (3): Distribuição percentual dos componentes do empoderamento no local de trabalho

A Figura (3) mostra que a percentagem mais elevada de enfermeiros (72%) considerou o acesso a oportunidades como a estrutura de maior poder no local de trabalho. Além disso, o acesso ao poder informal (71%) foi considerado a segunda estrutura de capacitação mais importante. O acesso ao apoio (58%) foi considerado a terceira estrutura de empowering mais importante. O acesso à informação (50%) foi considerado a quarta estrutura, seguido do acesso aos recursos (45,75%) e, por último, do acesso ao poder formal (34%).

A Tabela (8) mostra que a maioria dos enfermeiros (77,33%) tinha liberdade para praticar competências clínicas da melhor forma possível e a mesma percentagem tinha liberdade para prestar cuidados holísticos e centrados no doente. Por outro lado, 76,67% eram livres de pedir ajuda a outros membros da equipa quando necessário. A mesma percentagem de pessoas tinha liberdade para introduzir práticas e procedimentos de enfermagem. Menos de metade, 38,67%, tinha liberdade para influenciar as normas da prática de enfermagem neste hospital. 30,67% tinham liberdade para coordenar os cuidados entre os doentes e os serviços de saúde fora do hospital.

Tabela (8): Distribuição percentual da perceção dos enfermeiros sobre o seu controlo da prática

Items		Always	Often	Some-time	Rarely	Never	Wt	wt.%
Freedom to consult with others when solving complex care problems.	N	8	28	13	16	10	213	56.67
	%	10.67	37.33	17.33	21.33	13.33		
Freedom to modify or adapt patient care procedures and protocols.	N	8	26	17	18	6	213	56.67
	%	10.67	34.67	22.67	24.00	8.00		
Freedom to provide holistic, patient-centered care.	N	20	27	22	2	4	290	77.33
	%	26.67	36.00	29.33	2.67	5.33		
Freedom to practice clinical skills to the best of our ability.	N	17	34	14	5	5	290	77.33
	%	22.67	45.33	18.67	6.67	6.67		
Freedom to analyze problems critically.	N	22	22	20	4	7	273	72.67
	%	29.33	29.33	26.67	5.33	9.33		
Freedom to help decide who is hired to work here.	N	5	21	22	9	18	185	49.33
	%	6.67	28.00	29.33	12.00	24.00		
Freedom to plan care with other members of the health care team.	N	10	23	26	8	8	230	61.33
	%	13.33	30.67	34.67	10.67	10.67		
Freedom to act on our own decisions related to care-giving.	N	10	27	24	9	5	245	65.33
	%	13.33	36.00	32.00	12.00	6.67		
Freedom to coordinate care between patients and health care services outside the hospital.	N	8	5	20	19	23	115	30.67
	%	10.67	6.67	26.67	25.33	30.67		
Freedom to negotiate our time off duty.	N	13	20	29	5	8	238	63.33
	%	17.33	26.67	38.67	6.67	10.67		
Freedom to exert the authority needed to fulfill our job responsibilities.	N	22	17	24	8	4	255	68.00
	%	29.33	22.67	32.00	10.67	5.33		
Freedom to ask for assistance from other staff members when needed.	N	27	18	25	3	2	288	76.67
	%	36.00	24.00	33.33	4.00	2.67		
Freedom to evaluate current nursing policies and procedures.	N	5	25	24	6	15	210	56.00
	%	6.67	33.33	32.00	8.00	20.00		
Freedom to evaluate the outcomes of nursing care.	N	7	23	28	9	8	220	58.67
	%	9.33	30.67	37.33	12.00	10.67		
Freedom to influence standards of nursing practice in this hospital.	N	3	13	26	21	12	145	38.67
	%	4.00	17.33	34.67	28.00	16.00		
Freedom to be creative in the delivery of nursing care.	N	11	32	23	6	3	273	72.67
	%	14.67	42.67	30.67	8.00	4.00		
Freedom to influence staffing patterns on the unit(s) where we work.	N	16	20	20	14	5	230	61.33
	%	21.33	26.67	26.67	18.67	6.67		
Freedom to apply nursing practices and procedures.	N	20	28	19	5	3	288	76.67
	%	26.67	37.33	25.33	6.67	4.00		
Freedom to identify problems in the delivery of nursing care.	N	19	22	25	6	3	267	71.33
	%	25.33	29.33	33.33	8.00	4.00		
Freedom to adjust nursing care plans to meet patients' changing needs.	N	16	20	26	8	5	245	65.33
	%	21.33	26.67	34.67	10.67	6.67		
Freedom to utilize research findings to improve our nursing practice.	N	11	11	23	20	10	168	44.67
	%	14.67	14.67	30.67	26.67	13.33		

A Tabela (9) mostra que menos de metade dos enfermeiros (46,67%) estavam satisfeitos por seguirem as políticas do hospital nas suas práticas. Apenas 21,33% tinham acesso fácil às políticas do hospital. A percentagem mais baixa, 16,00%, tinha acesso às políticas.

Tabela (9): Distribuição percentual da perceção dos enfermeiros sobre a sua satisfação profissional relativamente às políticas administrativas

N=75

Administrative policies		Yes	Some-times	No	Wt.	Wt.%
The practice has a policy manual.	N	12	19	44	43	28.67
	%	16.00	25.33	58.67		
Hospital policies easy to understand.	N	7	26	42	40	26.67
	%	9.33	34.67	56.00		
I perceive the policies as fair.	N	4	29	42	37	24.67
	%	5.33	38.67	56.00		
I follow the policies in my practice.	N	20	30	25	70	46.67
	%	26.67	40.00	33.33		
I have easy access to the hospital policies.	N	5	22	48	32	21.33
	%	6.67	29.33	64.00		
I have input into the policies.	N	3	18	54	24	16.00
	%	4.00	24.00	72.00		
The practice revisited or revised its policies recently.	N	11	27	37	49	32.67
	%	14.67	36.00	49.33		
Policies reasonable compared with those of similar practices.	N	8	30	37	46	30.67
	%	10.67	40.00	49.33		

A tabela (10) esclarece que dois terços dos enfermeiros (67,33%) confiam no seu supervisor. 66% consideram que o seu supervisor possui competências de liderança. Por outro lado, 55,33% dos enfermeiros consideram que a sua prática tem um método consistente, atempado e justo de avaliação do desempenho individual.

Tabela (10): Distribuição percentual da perceção dos enfermeiros sobre a sua satisfação profissional no que respeita à supervisão

Supervision		Yes	Some-times	No	Wt.	Wt.%
Supervisor possesses leadership skills.	N	34	31	10	99	66.00
	%	45.33	41.33	13.33		
Supervisor treats individuals fairly.	N	29	39	7	97	64.67
	%	38.67	52.00	9.33		
I can trust my supervisor.	N	35	31	9	101	67.33
	%	46.67	41.33	12.00		
Supervisor use positive feedback with me.	N	26	36	13	88	58.67
	%	34.67	48.00	17.33		
The practice has a consistent, timely and fair method for evaluating individual performance.	N	23	37	15	83	55.33
	%	30.67	49.33	20.00		

A Tabela (11) esclarece que mais de metade dos enfermeiros (58%) recebia benefícios salariais comparáveis aos que os outros enfermeiros da sua área pagam. 54,67% dos enfermeiros consideram que a clínica tem políticas claras em matéria de salários, aumentos e bónus. Menos de metade dos enfermeiros (38%) recebem um salário que cobre o seu custo de vida. Apenas 30% recebiam benefícios satisfatórios.

Tabela (11): Distribuição percentual da perceção dos enfermeiros sobre a sua satisfação profissional no que respeita ao salário

Salary		Yes	Some-times	No	Wt.	wt.%
The practice has clear policies related to salaries, raises and bonuses.	N	25	32	18	82	54.67
	%	33.33	42.67	24.00		
Received salary comparable to what other in my area is paying.	N	29	29	17	87	58.00
	%	38.67	38.67	22.67		
I'm being paid fairly.	N	15	30	30	60	40.00
	%	20.00	40.00	40.00		
Received salary covered my living cost.	N	17	23	35	57	38.00
	%	22.67	30.67	46.67		
Received benefit is satisfactory.	N	5	35	35	45	30.00
	%	6.67	46.67	46.67		
Practice's benefits comparable to what other in my area are sufficient.	N	9	30	36	48	32.00
	%	12.00	40.00	48.00		

A Tabela (12) ilustra que a maioria dos enfermeiros (80,67%) tem a perceção de que os seus colegas estão a lidar com os problemas individuais. 77,33% dos enfermeiros tinham um sentido de trabalho em equipa.

Tabela (12): Distribuição percentual da perceção dos enfermeiros sobre a sua satisfação profissional no que respeita às relações interpessoais

N=75

Interpersonal relations		Yes	Some-Times	No	Wt.	Wt.%
I have opportunities to socialize with one another during the workday.	N	42	25	8	109	72.67
	%	56.00	33.33	10.67		
I have a sense of teamwork.	N	44	28	3	116	77.33
	%	58.67	37.33	4.00		
The colleagues deal with individual in troubles.	N	49	23	3	121	80.67
	%	65.33	30.67	4.00		

A tabela (13) indica que a maioria dos enfermeiros (96,67%) considera que o seu trabalho tem significado. 82,67% deles procuraram formas de otimizar os processos e torná-los mais eficientes. Mais de metade dos enfermeiros (56%) considera que a sua prática tem factores de segurança e proteção profissional. Menos de metade (48,67%) tinha todo o equipamento necessário disponível e a funcionar corretamente, ao passo que 38,67% dispunham de um local adequado para descanso/pausa.

Tabela (13): Distribuição percentual da perceção dos enfermeiros sobre a sua satisfação profissional relativamente às condições de trabalho e ao próprio trabalho

N=75

Working Condition		Yes	Some-times	No	Wt.	Wt.%
All needed equipment available and function properly.	N	21	31	23	73	48.67
	%	28.00	41.33	30.67		
The facility clean and up to date.	N	12	49	14	73	48.67
	%	16.00	65.33	18.67		
Individuals have suitable place for rest/break time.	N	16	26	33	58	38.67
	%	21.33	34.67	44.00		
Availability of security and occupational safety factors.	N	20	44	11	84	56.00
	%	26.67	58.67	14.67		
Work itself						
I perceive my work is meaningful.	N	70	5	0	145	96.67
	%	93.33	6.67	0.00		
I communicate to others that my work is important.	N	54	14	7	122	81.33
	%	72.00	18.67	9.33		
I look for ways to streamline processes and make me more efficient.	N	56	12	7	124	82.67
	%	74.67	16.00	9.33		

A tabela (14) revela que mais de metade dos enfermeiros (64%) tinha objectivos claros e exequíveis no seu cargo. Menos de metade (43,33%) recebia feedback regular e atempado sobre o seu desempenho. 41,33% foram reconhecidos pelas suas principais realizações no trabalho. Para 31,33% deles, a sua prática tinha um programa formal de reconhecimento das realizações dos membros da equipa no trabalho.

Tabela (14): Distribuição percentual da perceção dos enfermeiros sobre a sua satisfação profissional no que respeita à realização e ao reconhecimento

N=75

Achievement		Yes	Sometimes	No	Wt.	Wt. %
The practice has standards for my position.	N	18	30	27	66	44.00
	%	24.00	40.00	36.00		
Positions have clear, achievable goals.	N	34	28	13	96	64.00
	%	45.33	37.33	17.33		
I receive regular, timely feedback on my performance.	N	16	33	26	65	43.33
	%	21.33	44.00	34.67		
Individuals' talents are being utilized.	N	19	34	22	72	48.00
	%	25.33	45.33	29.33		
There are adequate challenged in my job.	N	18	37	20	73	48.67
	%	24.00	49.33	26.67		
Recognition						
Recognition is given for major accomplishments on the job.	N	15	32	28	62	41.33
	%	20.00	42.67	37.33		
Recognition is given in a timely, meaningful way.	N	7	34	34	48	32.00
	%	9.33	45.33	45.33		
The practice has a formal program (such as "employee of the month") for recognizing staff members' achievements on the job.	N	14	19	42	47	31.33
	%	18.67	25.33	56.00		

A tabela (15) revela que dois terços dos enfermeiros (66,67%) têm um sentimento de propriedade da sua prática e que a mesma percentagem tem oportunidades de assumir responsabilidades. Menos de metade dos enfermeiros (42%) considera que as suas práticas apoiam a formação contínua e o crescimento pessoal.

Tabela (15): Distribuição percentual das perspectivas dos enfermeiros sobre o seu trabalho satisfação no que respeita à responsabilidade e à progressão

N=75

Responsibility		Yes	Sometimes	No	Wt.	Wt.%
Feeling of ownership of work.	N	36	28	11	100	66.67
	%	48.00	37.33	14.67		
I have sufficient freedom and authority.	N	21	35	19	77	51.33
	%	28.00	46.67	25.33		
I have opportunities for taking responsibility (adding more tasks).	N	33	34	8	100	66.67
	%	44.00	45.33	10.67		
Advancement						
I rewarded for my performance.	N	7	34	34	48	32.00
	%	9.33	45.33	45.33		
The practices support continuing education and personal growth.	N	15	33	27	63	42.00
	%	20.00	44.00	36.00		

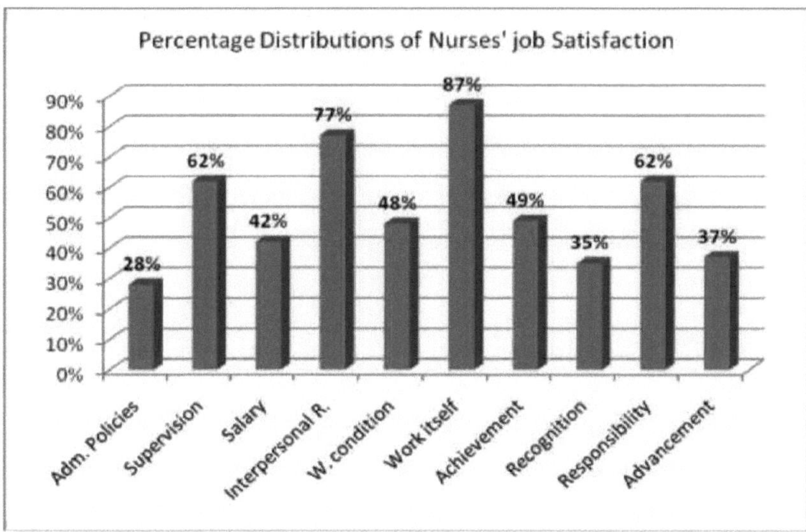

Figura (4): Distribuições Percentuais da Satisfação Profissional dos Enfermeiros

A figura (4) mostra que a maioria dos enfermeiros (87%) estava satisfeita com o trabalho em si. 77% deles estavam satisfeitos com as relações interpessoais. Por outro lado, 62% estavam satisfeitos com a supervisão e a mesma percentagem estava satisfeita com as suas responsabilidades. Por outro lado, 72% dos enfermeiros estavam insatisfeitos com as políticas administrativas e 65% estavam insatisfeitos com o seu reconhecimento.

Parte III:-Descrição dos níveis de empowerment no local de trabalho, dos níveis de controlo dos enfermeiros sobre a prática e dos níveis de satisfação profissional (quadros 16 a 18).

A tabela (16) ilustra que 45,33% dos enfermeiros tinham pouco acesso às estruturas de capacitação no local de trabalho. Enquanto 30,67% tinham um acesso moderado e apenas 24% tinham um acesso elevado à estrutura de capacitação no local de trabalho.

Tabela (16): Distribuição percentual dos níveis de empowerment no local de trabalho

N=75

Levels of workplace empowerment	No	%
Low	34	45.33
Moderate	23	30.67
High	18	24
Total	75	100

A tabela (17) ilustra que 24% dos enfermeiros tinham um baixo nível de controlo sobre as suas práticas. Enquanto 46,67% tinham um nível de controlo moderado e apenas 29,33% tinham um nível de controlo elevado sobre as suas práticas.

Tabela (17): Distribuição percentual dos níveis de controlo dos enfermeiros sobre a prática

N=75

Levels of nurses' control over their practices	No	%
Low	18	24
Moderate	35	46.67
High	22	29.33
Total	75	100

A tabela (18) ilustra que 30,67% dos enfermeiros têm um baixo nível de satisfação profissional. Enquanto 40% tinham um nível moderado de satisfação e apenas 29,33% tinham um nível elevado de satisfação profissional.

Tabela (18): Distribuição percentual dos níveis de satisfação profissional dos enfermeiros

N=75

Levels of job satisfaction	No	%
Low	23	30.67
Moderate	30	40.00
High	22	29.33
Total	75	100

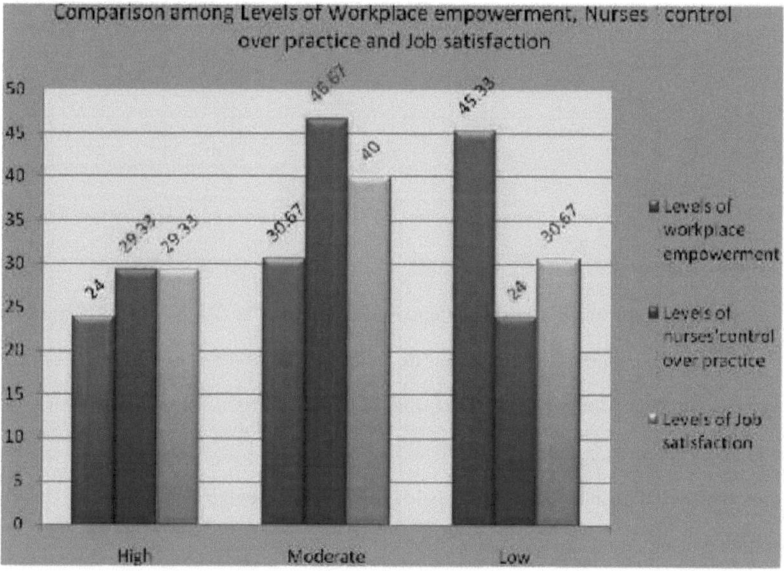

Figura (5): Comparação entre os níveis de empowerment no local de trabalho, controlo dos enfermeiros sobre a sua prática e satisfação profissional.

Parte IV:-Relações entre o empowerment no local de trabalho, o controlo dos enfermeiros sobre a sua prática e a satisfação profissional e os dados sócio-demográficos da amostra do estudo (quadros 19 a 22).

A Tabela (19) mostra que os enfermeiros com menos de 35 anos de idade, com as pontuações médias mais elevadas de idade (56,86 e 75,24), têm uma perceção elevada da capacitação no local de trabalho e do controlo sobre a sua prática, respetivamente. Assim, verificou-se uma relação significativa entre a idade dos enfermeiros e a capacitação no local de trabalho (P=0,05) e o controlo dos enfermeiros sobre a prática (P=0,01). Por outro lado, não se registou uma relação estatisticamente significativa entre a idade dos enfermeiros e a sua satisfação profissional.

Tabela (19): Relação entre o empowerment no local de trabalho, o controlo dos enfermeiros sobre a sua prática, a satisfação profissional e os seus grupos etários

N=75

Items		Age group			ANOVA	
		<35	35- 45	>45	F	P-value
Workplace empowerment	Mean	56.86	51.43	46.67	3.04	0.054*
	SD	10.53	11.93	13.44		
Nurses' control over practice.	Mean	75.24	69.98	57.92	4.44	0.015*
	SD	15.36	14.56	21.98		
Nurses job satisfaction.	Mean	45.52	39.79	41.92	1.53	0.223
	SD	11.59	12.43	12.91		

P<0.05

A tabela (20) revela que os enfermeiros com mais de um ano e menos de 10 anos de experiência têm a pontuação média mais elevada de experiência (55,37- 75,69) e que têm uma perceção elevada da capacitação no local de trabalho e do controlo sobre a sua prática, respetivamente. Por outro lado, não se registaram relações estatisticamente significativas entre a capacitação no local de trabalho nem a satisfação profissional e a experiência dos enfermeiros. No entanto, verificou-se uma relação estatística significativa entre o controlo dos enfermeiros sobre a prática e a sua experiência (P=0,02).

Tabela (20): Relação entre o empowerment no local de trabalho, o controlo dos enfermeiros sobre a sua prática, a satisfação profissional e a sua experiência

N=75

Items		Years of experience				ANOVA	
		1≤10	10 —	15 —	≥20	F	P-value
Workplace empowerment	Mean	55.37	50.94	54.26	48.25	1.41	0.248
	SD	10.45	12.22	12.10	13.15		
Control over nurses' practice.	Mean	75.69	68.35	73.58	60.80	4.31	0.025*
	SD	16.75	12.05	11.16	21.58		
Nurses job satisfaction	Mean	46.26	40.29	41.79	38.60	1.38	0.257
	SD	10.98	12.63	14.63	10.56		

P<0.05

A tabela (21) mostra que os enfermeiros que trabalham na unidade há mais de 15 anos e há menos de 20 anos têm a pontuação média mais elevada do período de trabalho na unidade (76) e têm uma perceção elevada do seu controlo sobre a prática. Por outro lado, não se verificou uma relação estatisticamente significativa entre o período de trabalho dos enfermeiros na unidade e o empowerment no local de trabalho, o controlo da prática dos enfermeiros e a sua satisfação profissional.

Tabela (21): Relação entre o empowerment no local de trabalho, o controlo dos enfermeiros sobre a sua prática, a satisfação profissional e o seu período de trabalho na unidade

N=75

Items		Years of work in the unit				ANOVA	
		1≤10	10—	15—	≥20	F	P-value
Workplace empowerment	Mean	53.13	52.08	45.67	47.00	0.84	0.476
	SD	12.71	12.29	12.71	8.83		
Control over nurses' practice	Mean	70.11	70.75	76.00	62.18	1.03	0.384
	SD	17.56	11.16	7.56	21.54		
Nurses job satisfaction	Mean	41.70	38.92	50.83	40.00	1.38	0.255
	SD	12.35	11.07	13.23	12.66		

$P<0.05$

A Tabela (22) esclarece que os enfermeiros com o grau de bacharelato, com a pontuação média mais elevada de habilitações literárias (70,88), têm uma perceção elevada do seu controlo sobre a prática. Assim, houve uma relação significativa entre o nível de formação dos enfermeiros e o seu controlo sobre a prática (P=0,02). Por outro lado, não se verificou uma relação estatisticamente significativa entre o nível de habilitações dos enfermeiros e a capacitação no local de trabalho e a satisfação profissional.

Tabela (22): Relação entre o empowerment no local de trabalho, o controlo dos enfermeiros sobre a sua prática, a satisfação no trabalho e o seu nível de escolaridade

N=75

Items		Level of education			ANO VA	
		Baccalaureate	Higher diploma	Master	F	P-value
Workplace empowerment	Mean	52.25	47.67	45.00	0.26	0.772
	SD	11.57	28.43	9.51		
Nurses' control over their practice	Mean	70.88	45.00	66.00	3.76	0.028*
	SD	15.77	30.27	14.12		
Nurses job satisfaction	Mean	42.05	33.67	42.40	0.66	0.520
	SD	11.95	10.07	19.27		

P<0.05

Parte V: - Correlações entre o empowerment no local de trabalho, o controlo dos enfermeiros sobre a sua prática e a satisfação profissional (quadros 23 a 24).

A tabela (23) esclarece que o controlo dos enfermeiros sobre a sua prática está altamente correlacionado, e de forma positiva, com os componentes da capacitação no local de trabalho. A satisfação com o trabalho também foi altamente percebida e correlacionada positivamente com os componentes da capacitação no local de trabalho, exceto o acesso ao apoio.

Tabela (23): Correlação entre os componentes do empowerment no local de trabalho, o controlo dos enfermeiros sobre a sua prática e a Satisfação profissional

components of workplace empowerment	Nurses' Control over practice		Job Satisfaction	
	R	P-value	R	P-value
Opportunity	0.440	<0.001*	0.403	<0.001*
Information	0.396	<0.001*	0.371	0.001*
Support	0.270	0.019*	0.105	0.368
Resources	0.479	<0.001*	0.352	0.002*
Formal power	0.439	<0.001*	0.292	0.011*
Informal power	0.581	<0.001*	0.244	0.035*

P<0.05

O quadro (24) indica que a perceção da autonomia no local de trabalho está correlacionada de forma elevada e positiva com o controlo dos enfermeiros sobre a sua prática e com a sua satisfação profissional.

Tabela (24): Correlação entre o empowerment no local de trabalho, o controlo dos enfermeiros sobre a sua prática e a Satisfação profissional

Items	Workplace empowerment	
	R	P-value
Nurses' control over their practice	0.514	<0.001**
Nurses job satisfaction	0.394	<0.001**

P<0.05

Parte VI: - Poder de relação entre o empowerment no local de trabalho, o controlo dos enfermeiros sobre a sua prática e a satisfação profissional (tabela 25).

Tabela (25): A análise de regressão separada revelou que a perceção de empowerment no local de trabalho tinha uma relação altamente significativa tanto com o controlo dos enfermeiros sobre a sua prática (P=0,00) como com a sua satisfação profissional (P=0,01). Os coeficientes de regressão padronizados sugeriram que, embora a capacitação no local de trabalho fosse importante para a satisfação profissional dos enfermeiros (R^2 = 0,235). Foi consideravelmente mais importante para o controlo dos enfermeiros sobre a sua prática (R^2 = 0,354).

Tabela (25): Poder de relação entre o empowerment no local de trabalho, o Controlo dos enfermeiros sobre a prática e a Satisfação no trabalho

Regression	Unstandardized Coefficients		Standardized Coefficients	T	P-value	R^2
	B	Std.Error	Beta			
Workplace empowerment (Constant)	25.131	5.333		4.713	0.000	------
Nurses' control over their practice	0.312	0.091	0.434	3.436	0.001*	0.354
Nurses job satisfaction	o.128	0.124	0.156	1.032	0.016*	0.235

P<0.05

CAPÍTULO V
Discussão

A capacitação no local de trabalho não só redistribui o poder, como também proporciona um mecanismo através do qual a responsabilidade pelos resultados é atribuída aos enfermeiros, tornando o local de trabalho mais participativo, democrático e responsável. O empowerment cria uma cultura organizacional que promove um sentido de compromisso com a consecução de objectivos e aumenta a produtividade organizacional (Urden, 2005). Planta sementes de liderança, auto-respeito e profissionalismo. Além disso, liberta o pessoal do pensamento mecanicista e incentiva o pensamento crítico, a resolução de problemas e a aplicação dos conhecimentos à prática (Marquis & Huston, 2006).

O presente estudo foi realizado com o objetivo de examinar o impacto do empowerment no local de trabalho sobre o controlo dos enfermeiros sobre a sua prática e a sua satisfação profissional no Hospital Universitário de El Manial. Com base na revisão da literatura e nas proposições da teoria de Kanter, foram desenvolvidas as seguintes hipóteses: -

1- Quanto mais elevadas forem as pontuações da perceção dos enfermeiros sobre o empowerment no local de trabalho, mais elevadas serão as pontuações da sua perceção de controlo sobre a sua prática.

2- Quanto mais elevadas forem as pontuações da perceção dos enfermeiros sobre o empowerment no local de trabalho, mais elevadas serão as pontuações da sua perceção da satisfação no trabalho.

As conclusões do presente estudo foram classificadas nesta secção em três partes principais.

- A primeira parte descrevia a perceção dos enfermeiros sobre "a capacitação no local de trabalho, o seu controlo sobre a prática e a sua satisfação profissional".
- A segunda parte diz respeito à relação entre os dados sociodemográficos e as variáveis do estudo "empowerment no local de trabalho, o seu controlo sobre a prática e a sua satisfação profissional".
- A terceira parte centrou-se no teste das hipóteses de investigação do estudo relacionadas com o empowerment no local de trabalho, o controlo dos enfermeiros sobre a sua prática e a sua satisfação profissional.

Os resultados do estudo mostraram que os enfermeiros do Hospital Universitário de El-Manial tinham pouco acesso a estruturas de empowerment no local de trabalho, um nível moderado de controlo sobre a sua prática e de satisfação profissional. O empowerment no local de trabalho tinha uma relação altamente significativa tanto com o controlo dos enfermeiros sobre a sua prática como com a sua satisfação profissional. No entanto, foi consideravelmente mais importante para o controlo dos enfermeiros sobre a sua prática do que para a sua satisfação profissional.

Os resultados do presente estudo mostraram que uma percentagem considerável de enfermeiros do Hospital Universitário de El- Manial tinha pouco acesso a estruturas de empowerment no local de trabalho. Possuíam um nível moderado de controlo sobre a sua prática e satisfação profissional. Por conseguinte, os enfermeiros consideravam que o ambiente de trabalho não permitia uma manipulação completa dos factores de empowerment. Esta conclusão é consistente com a de Yakop (2002), que concluiu que as pontuações totais de empowerment dos enfermeiros do pessoal eram relativamente baixas no Hospital Universitário de Mansoura. Por outro lado, Hassan (2007) e El-Salam et al (2008) mostraram que os enfermeiros tinham um acesso moderado aos factores de capacitação no seu ambiente de trabalho. Este resultado está em consonância com Sarmiento (2005), que concluiu que os enfermeiros se consideravam moderadamente capacitados. Por seu lado, El-Sayed (2005) referiu que metade dos enfermeiros do pessoal se considerava altamente capacitada no hospital de Tanta.

O presente estudo revelou que o acesso a oportunidades era a estrutura de trabalho mais capacitadora, enquanto o poder formal era a menos capacitadora. A maioria dos enfermeiros considerou o acesso a oportunidades como o primeiro aspeto importante da capacitação no local de trabalho. A maioria dos enfermeiros considerou o seu trabalho um desafio e teve a oportunidade de adquirir novas competências e conhecimentos no seu trabalho. No entanto, não tinham hipóteses de avançar para um emprego melhor. Do ponto de vista do investigador, estes resultados não foram surpreendentes, uma vez que o Hospital Universitário El Manial é uma organização grande e complexa, com necessidades complexas e exigentes dos doentes e das famílias. Nestes contextos, os enfermeiros têm a oportunidade de se envolverem em trabalhos exigentes e de adquirirem novos conhecimentos e competências; tiveram a oportunidade de utilizar os seus próprios conhecimentos e competências no trabalho. Mas, de um modo geral, no Egito, a progressão para um emprego melhor e a progressão na carreira dos enfermeiros não estão bem estabelecidas. Este facto é consistente com Hassan (2007) e Ulrich, et. al. (2007), que concluíram que a oportunidade para os enfermeiros era a primeira componente importante da capacitação dos enfermeiros para o trabalho, o que também corresponde à opinião de muitos investigadores, como Upenieks (2002); Kluska, Laschinger, & Kerr, (2004); Laschinger e Finegan (2005), Greco, et al., (2006) e Matthews; et al., (2006), que referiram que o acesso à oportunidade era o aspeto mais capacitante no ambiente de trabalho.

O presente estudo revelou que a maioria dos enfermeiros considerava o poder informal como o segundo aspeto de capacitação no seu trabalho. Os enfermeiros que mais se destacaram foram os que conheceram os trabalhadores auxiliares como seres humanos; os que colaboraram com os médicos na prestação de cuidados aos doentes; os que foram procurados pelos colegas para obter informações e os que foram procurados pelos médicos para obter informações sobre os doentes. No entanto, a disponibilidade de oportunidades para aumentar a influência dos enfermeiros fora da sua unidade foi considerada como o fator de menor empoderamento. Esta conclusão pode dever-se ao facto de os enfermeiros estarem a desenvolver relações com uma variedade de pessoas e grupos dentro e fora da organização para maximizarem a sua capacidade de trabalho e conseguirem fazer as coisas. Mas precisam de falar com a chefia sobre a sua participação em diferentes comités relacionados com a enfermagem no hospital. Este facto foi congruente com os resultados de Lawler, Mohrman, & Benson, (2007) que concluíram que os enfermeiros não certificados tinham uma perceção mais elevada do poder informal do que os enfermeiros certificados. Além disso, Scott, Sochalski e Aiken (2006) concluíram que, quando as relações se baseiam na confiança e no respeito mútuos, a comunicação é melhorada; são possíveis maiores níveis de cooperação e de tomada de decisões partilhadas. Além disso, a assertividade é menos ameaçadora e a coordenação dos cuidados ao doente é optimizada. Além disso, Norsen, Opladen e Quinn. (2005) acrescentaram que: a falta de colaboração pode levar à fragmentação dos cuidados, à insatisfação dos doentes e a maus resultados. Foi recomendado que, para ser eficaz, a natureza do trabalho profissional não deve ser uma rotina e deve ser suficientemente flexível para permitir uma atenção individualizada às situações dos clientes. No mesmo sentido, Aiken (2002) afirmou que tanto os poderes formais como os informais eram importantes preditores das caraterísticas do hospital magnético. A importância de boas alianças com os pares e com outros profissionais de saúde, As boas relações enfermeiro-médico são caraterísticas fundamentais dos hospitais de acolhimento. É possível estabelecer alianças eficazes quando existe respeito mútuo entre as partes e empenho em objectivos comuns que resultem em cuidados de elevada qualidade. Este facto foi apoiado por Ulrich, et.al, (2007) que constatou que as relações entre enfermeiros e enfermeiros-médicos eram excelentes em hospitais magnéticos mais do que em organizações não magnéticas. Pelo contrário, Hamdy (2002) concluiu que os enfermeiros do pessoal tinham uma percentagem muito baixa de concordância em relação a todos os itens do poder informal, exceto no que se refere à colaboração com os médicos nos cuidados aos doentes. Além disso, Ning, et al., (2009) concluíram que o poder informal era um dos três itens com menor pontuação para as condições de eficácia do trabalho.

Os enfermeiros consideram que o acesso a apoio é o terceiro aspeto que mais os fortalece no seu local de trabalho. O presente estudo revelou que a percentagem mais elevada de enfermeiros tinha acesso a apoio no seu trabalho. Os enfermeiros receberam informações específicas sobre as coisas que fazem bem e comentários específicos sobre as coisas que poderiam melhorar. Por outro lado, a discussão sobre a necessidade de formação ou educação adicional foi considerada o aspeto mais baixo no acesso ao apoio entre os enfermeiros. Isto pode dever-se ao facto de os enfermeiros com bacharelato trabalharem em unidades com elevada carga de trabalho, nas quais os enfermeiros não têm a possibilidade de se envolverem em acções de formação ou educação complementares. No entanto, podem inscrever-se em programas académicos ou de auto-desenvolvimento através de seminários e conferências. Este facto é consistente com as conclusões de Spence Laschinger, Almost e Tuer-Hodes (2003), que concluíram que o acesso ao apoio é importante para todos os enfermeiros. Quando os enfermeiros trabalham com outras pessoas que os apoiam, praticando de uma forma verdadeiramente autónoma, isso aumentará as oportunidades de serem criativos, produtivos e eficazes. Além disso, Ulrich, et.al, (2007) verificou que os enfermeiros registados em hospitais magnéticos consideravam o apoio do gestor da linha da frente como um fator de maior capacitação do que os enfermeiros de organizações não magnéticas. No mesmo sentido, Pittman, (2007) concluiu que os enfermeiros precisam de ser.

São ouvidos e as suas sugestões estão a ser consideradas. Os enfermeiros precisam de se sentir confortáveis e respeitados quando se dirigem ao seu supervisor. Além disso, Mok e Au-Yeung (2002) declararam que os enfermeiros se sentem capacitados quando os seus chefes lhes permitem exprimir as suas ideias, lhes fazem críticas positivas, são justos para com o pessoal e quando existe uma comunicação eficaz entre a direção e os subordinados. Estes resultados realçam a importância dos comportamentos de liderança de apoio na estruturação do ambiente de trabalho para capacitar os enfermeiros. Além disso, McNeese-Smith (2005) concluiu que os enfermeiros que têm acesso a apoio através de feedback positivo e de conselhos para a resolução de problemas durante o trabalho criam, por sua vez, satisfação no trabalho. A sua autoestima e confiança no seu trabalho são maximizadas e tornam-se mais eficazes no seu trabalho. Por outro lado, o estudo realizado por Yakop (2002) revelou que os enfermeiros consideravam o acesso ao apoio como o fator de maior poder, seguido do acesso a oportunidades.

O presente estudo demonstrou que o acesso à informação era o quarto aspeto de capacitação dos enfermeiros no local de trabalho. Metade dos enfermeiros tinha informações sobre a situação atual do hospital e os valores da gestão de topo. Por outro lado, menos de metade tinha informação sobre o plano anual para a sua unidade de trabalho. Este resultado pode dever-se à falta de participação dos enfermeiros nas reuniões da gestão de topo, à falta de participação nos diferentes comités da organização e à falta de "linhas diretas de informação" como correio de voz ou sistemas de correio eletrónico. Este resultado está de acordo com as conclusões de Mahmoud (2002) ; e McDaniel e Stump (2003) que concluíram que o ambiente de trabalho que fornece informações aos enfermeiros de forma aberta e honesta cria confiança, aumenta o envolvimento dos enfermeiros nas decisões e, consequentemente, estes ficam mais capacitados e, por sua vez, atingem os objectivos organizacionais. Pelo contrário, Spence Laschinger, Almost e Tuer-Hodes (2003) afirmaram que o acesso à informação era a estrutura mais capacitadora. Além disso, Yakob (2002) referiu que o acesso à informação foi classificado como o último fator de capacitação, tal como referido pelos enfermeiros. Além disso, Lawler, Mohrman, & Benson, (2007) concluíram que os enfermeiros não certificados tinham uma perceção mais baixa do acesso à informação do que os enfermeiros certificados.

Os enfermeiros consideraram que o acesso aos recursos é o quinto aspeto de capacitação no local de trabalho. Mais de metade dos enfermeiros dispunha dos materiais necessários para o seu trabalho. Cerca de metade delas estavam a adquirir ajuda temporária quando necessário. No entanto, não tinham tempo para tratar da papelada necessária e cumprir as suas obrigações profissionais. Esta constatação pode ser atribuída a constrangimentos na afetação do orçamento para os materiais no hospital, quando comparada com a quantidade de serviços consumidos e as necessidades das unidades, e também à falta de contribuição dos enfermeiros na tomada de decisões no que respeita à afetação de recursos. Em congruência com esta constatação, Matthews, et.al, (2006) concluíram que os enfermeiros do pessoal sentem que têm menos acesso aos recursos. Além disso, Kluska e Laschinger (2004) e Laschinger e Finegan (2005) sublinharam que a falta de recursos aumenta a carga de trabalho e a quantidade de esforço exercido no trabalho. Os enfermeiros são mais susceptíveis de confiar nos gestores que fornecem os recursos necessários para realizar o trabalho de forma significativa. Nestas condições, os enfermeiros sentem que podem prestar cuidados de enfermagem consistentes com os padrões de cuidados. Logicamente, este facto deve conduzir a uma maior satisfação. Além disso, Matthews, et.al, (2006) salientou que estratégias como a auto-programação e o envolvimento do pessoal nas decisões relativas à aquisição de fornecimentos podem aumentar a capacitação. Para a capacitação dos enfermeiros, são necessários recursos humanos, materiais e equipamento adequados. No entanto, isto contradiz as conclusões de El-Sayed e Saber (2002), que concluíram que o acesso aos recursos era o fator mais importante.

O último aspeto de capacitação no local de trabalho percepcionado pelos enfermeiros foi o poder formal. A maioria dos enfermeiros não obteve as aprovações necessárias para as decisões não rotineiras e não teve qualquer participação em comités de resolução de problemas. Este facto pode ser um reflexo da dimensão e da natureza desta organização. Os enfermeiros das grandes organizações podem sentir que há pouca flexibilidade no seu trabalho devido ao poder concentrado do gestor de topo e à visibilidade e reconhecimento limitados. Consequentemente, isto pode levar a uma menor flexibilidade no sistema administrativo para aprovar decisões não rotineiras e o sistema não permite que os enfermeiros participem em diferentes comités de enfermagem no hospital. A este respeito, McCutcheon e Doran (2004) mostraram que, nos hospitais, a amplitude de controlo dos gestores é muitas vezes excessiva, tendo alguns gestores uma amplitude de controlo superior a 100. Nestas situações, é difícil para os gestores serem visíveis e mostrarem reconhecimento e apreço pelos enfermeiros das suas unidades. Kramer; et al., (2007) acrescentam que a visibilidade e a acessibilidade do enfermeiro gestor facilitam a troca de informações formais e informais. Este facto é congruente com as conclusões de Hamdy (2002), que concluiu que as percentagens de concordância comunicadas pelos enfermeiros e pelos médicos relativamente ao poder formal eram baixas. Na mesma linha, Lawler, Mohrman, & Benson, (2007) concluíram que os enfermeiros da equipa não certificados tinham uma perceção mais baixa do poder formal do que os enfermeiros da equipa certificados. Também Greco, et al., (2006) concluíram que os enfermeiros sentiam que tinham menos acesso ao poder formal, mas consideravam que as suas funções tinham um grau moderado de poder informal.

No que se refere ao controlo dos enfermeiros sobre a sua prática, o presente estudo revelou que os enfermeiros tinham um grau moderado de controlo sobre a sua prática. A maioria dos enfermeiros tinha liberdade para praticar competências clínicas da melhor forma possível, para prestar cuidados holísticos centrados no doente, para pedir ajuda a outros membros do pessoal quando necessário e para aplicar práticas e procedimentos de enfermagem. Mas não tinham a liberdade de influenciar os padrões da prática de enfermagem no hospital e de coordenar os cuidados entre os doentes e os serviços de saúde fora do hospital. Estes resultados podem dever-se ao facto de os enfermeiros terem controlo sobre a sua prática quando aplicam cuidados diretos aos doentes. Mas não tinham autoridade para participar na tomada de decisões relativas à conceção e ao fluxo de trabalho no hospital. Este facto é corroborado pelas conclusões de Finn (2002), que declarou que os enfermeiros precisam de ser envolvidos no processo de tomada de decisões. A tomada de decisão partilhada pode aumentar consideravelmente a voz dos enfermeiros na tomada de decisões sobre políticas e procedimentos a nível individual, da unidade de enfermagem e da organização. Além disso, Mrayyan (2003) concluiu que o apoio do gestor de enfermagem estava associado a uma maior autonomia e envolvimento dos enfermeiros nas decisões de funcionamento da unidade. Na mesma linha, Kramer, et al., (2007) declararam que os enfermeiros dos hospitais Magnet descrevem os enfermeiros gestores como apoiando o pessoal na tomada de decisões autónomas, capacitando o pessoal para estabelecer relações colegiais entre enfermeiros e médicos, incutindo e mantendo os valores organizacionais, fornecendo os recursos necessários para os cuidados aos doentes e facilitando o trabalho conjunto do pessoal para melhorar os cuidados. Além disso, Upenieks (2003) sublinhou que uma maior acessibilidade dos enfermeiros líderes, o apoio à tomada de decisões autónomas por parte dos líderes e o acesso a estruturas de capacitação para o trabalho eram os elementos mais significativos que explicam as diferenças na capacitação e na satisfação profissional. Além disso, Laschinger, et al., (2007) concluíram que os enfermeiros do pessoal experimentavam níveis mais elevados de empowerment quando os gestores utilizavam comportamentos de liderança que promoviam as percepções dos trabalhadores sobre a autonomia, a confiança e o significado do seu trabalho. No mesmo sentido, Stichler (2000) verificou que os enfermeiros estavam mais satisfeitos em ambientes de trabalho caracterizados por um espírito de trabalho em equipa e por uma gestão recetiva e atenciosa, em que os enfermeiros tinham autoridade e autonomia para tomar decisões relativas aos cuidados prestados aos doentes. Além disso, Kramer (2003) indicou que o controlo efetivo da prática de enfermagem exige algum tipo de estrutura organizacional formal e com poderes, que se estende para além da tomada de decisões clínicas na interface dos cuidados aos doentes. Quase todos os enfermeiros do pessoal do hospital magnético descreveram pouco ou nenhum controlo sobre a prática de enfermagem. Além disso, Spence Laschinger; Almost, e Tuer-Hodes, (2003) salientaram que a autonomia dos enfermeiros é limitada quando os papéis são estruturados de acordo com um conjunto rígido de regras e regulamentos que impedem a capacidade dos enfermeiros de actuarem atempadamente com base nos seus juízos especializados sobre o estado do cliente. Por último, Colgrove (2002) concluiu que a perceção da autonomia no trabalho tem um efeito direto na satisfação no trabalho, o que, por sua vez, afecta diretamente a forma como os doentes vivenciam os cuidados prestados pelo pessoal de enfermagem.

Relativamente à satisfação profissional dos enfermeiros, o presente estudo revelou que os enfermeiros tinham um nível moderado de satisfação profissional. Este resultado está de acordo com os resultados de Mohammed (2010), que concluiu que o nível de satisfação profissional dos funcionários das universidades privadas egípcias era moderado. Em desacordo com este resultado, Amer (2011) concluiu que a maioria dos enfermeiros do pessoal que trabalha no New Kasr El-Aini Teaching Hospital tinha um baixo nível de satisfação no trabalho. Além disso, Hassan (2007) concluiu que os enfermeiros do Hospital Universitário de Mansoura também estavam insatisfeitos.

No que se refere à satisfação com as políticas administrativas, o presente estudo revelou que a maior percentagem de enfermeiros estava insatisfeita porque não tinha acesso fácil às políticas do hospital e não tinha qualquer contributo para essas políticas. Este facto é consistente com os resultados de Abd El Azeim (2004) ; que concluiu que os gestores de enfermagem e os membros do corpo docente da Universidade de Ain Shams estavam insatisfeitos com as políticas hospitalares. Além disso, Amer (2011) referiu que menos de metade dos enfermeiros que trabalhavam no New Kasr El-Aini Teaching Hospital estavam insatisfeitos com os itens relacionados com a administração e o sistema hospitalar.

No que se refere à satisfação com a supervisão, o presente estudo mostrou que a maior percentagem de enfermeiros estava satisfeita porque pode confiar no seu supervisor. O seu supervisor possui capacidades de liderança. No entanto, a sua prática carece de um método consistente, atempado e justo de avaliação do desempenho individual. Isto vai ao encontro dos resultados de El Sayed (2002), que referiu que a supervisão tinha uma maior percentagem de satisfação entre os enfermeiros do Hospital Universitário Ain Shams. Além disso, Amer (2011) concluiu que cerca de metade dos enfermeiros do pessoal que trabalhavam no New Kasr El-Aini Teaching Hospital estavam moderadamente satisfeitos com a supervisão no seu local de trabalho. Além disso, Moore e Shelley (2007) apoiaram a ideia de que os enfermeiros que consideravam que os seus gestores eram influentes na organização apresentavam pontuações mais elevadas de capacitação e satisfação do que aqueles que não o faziam. Este fator pode conduzir a uma maior satisfação no trabalho. Além disso, Stein, Watts e Howell (2000) concluíram que os enfermeiros que consideravam os seus gestores colaborativos e solidários estavam mais satisfeitos e tinham maior probabilidade de permanecer numa organização.

Relativamente à satisfação com o salário, o presente estudo mostrou que mais de metade dos enfermeiros estavam insatisfeitos. Recebiam um salário que não compensava o seu custo de vida e recebiam também benefícios insatisfatórios. Isto porque sentem que os seus salários não correspondem às suas competências e experiência e são incomparáveis com o esforço que fazem no trabalho. O baixo nível de satisfação com o salário é congruente com as conclusões de

Hassan (2007) e Amer (2011), que concluíram que os salários e os benefícios tinham a percentagem mais baixa de satisfação entre os enfermeiros. Além disso, Amos (2005) concluiu que o pessoal de enfermagem ainda não estava satisfeito com as taxas de remuneração. No entanto, as remunerações eram o fator mais importante para a satisfação profissional. A este respeito, Togia, Koustelios e Tsigilis (2004) concluíram que a satisfação profissional era maior entre os enfermeiros com empregos mais seguros e bem pagos. A remuneração é um fator determinante da satisfação profissional. Além disso, Coomber e Barribal (2006) consideram que a remuneração é a componente mais importante do emprego e que as recompensas do emprego devem estar relacionadas com o desempenho profissional para melhorar a satisfação e a realização no trabalho. Em contradição com o resultado anterior, Sullivan e Decker (2005) afirmaram que a remuneração não tem um efeito significativo na satisfação no trabalho, o que não era consistente com a crença geral de que a remuneração estava positivamente relacionada com a satisfação no trabalho.

No que respeita à satisfação com as relações interpessoais, o presente estudo ilustrou que a maioria dos enfermeiros estava satisfeita. Tinham a sensação de trabalho de equipa e de líderes que os apoiavam. Em concordância com esta conclusão, El Sayed e Saber (2002) e Abd El Azeim (2004) concluíram que os enfermeiros estavam satisfeitos com as relações de trabalho e concordaram que o nível mais elevado de satisfação se devia ao trabalho em equipa. Contrariamente a esta conclusão, Hassan (2007) concluiu que a maioria dos enfermeiros do Hospital Universitário de Mansoura estava insatisfeita com a relação interpessoal.

Relativamente às condições de trabalho e ao trabalho em si, o presente estudo indicou que mais de metade dos enfermeiros estavam insatisfeitos com as suas condições de trabalho. A percentagem mais elevada de enfermeiros considerou que a sua prática não proporcionava um local adequado para o tempo de descanso/pausa. Não dispunham de alguns equipamentos necessários e, quando estes estavam disponíveis, não funcionavam corretamente. Este facto pode dever-se à falta de formação dos enfermeiros sobre a utilização de algumas máquinas e equipamentos e/ou à falta de manutenção periódica dessas máquinas. Por outro lado, a maioria dos enfermeiros estava satisfeita com o trabalho em si, considerava o seu trabalho significativo e procurava formas de otimizar os processos e torná-los mais eficientes. Em concordância com os resultados anteriores, Hassan (2007) e El Sayed (2002) constataram que os enfermeiros estavam insatisfeitos com as condições e o ambiente de trabalho. Mas a satisfação profissional era elevada em relação aos elementos do próprio trabalho. Além disso, Togia, Koustelios, & Tsigilis, (2004), Wu e Norman, (2006) , Kunaviktikul, (2008) e Amer, (2011) declararam que os enfermeiros gostavam do seu trabalho, orgulhavam-se dele e cumpriam todas as tarefas.

Relativamente à satisfação com a realização e o reconhecimento, o presente estudo revelou que mais de metade dos enfermeiros estavam insatisfeitos em relação à realização e a percentagem mais elevada estava insatisfeita com o seu reconhecimento no trabalho. Não receberam feedback regular e atempado sobre o seu desempenho e consideraram que a sua prática não tinha um programa formal de reconhecimento das realizações dos membros do pessoal no trabalho. Isto pode dever-se à falta de oportunidades de progressão na carreira dos enfermeiros, o que resulta numa maior necessidade de reconhecimento. Estes resultados foram apoiados por Hassan (2007), que concluiu que a maioria dos enfermeiros estava insatisfeita com as suas realizações e reconhecimento no trabalho. Além disso, Marquis e Huston (2006) referiram que, quando a direção presta especial atenção ao reconhecimento, é provável que a satisfação profissional dos enfermeiros aumente, independentemente das condições ambientais de trabalho. Além disso, Abd El Azeim (2004) verificou que o baixo nível de satisfação estava relacionado com itens de realização profissional entre os enfermeiros do Hospital Universitário de Mansoura. . Em contradição com os resultados anteriores, Abd El Fadil (2002) concluiu que a maioria dos enfermeiros estudados estava satisfeita com o reconhecimento no trabalho.

Relativamente à satisfação com a responsabilidade e a progressão, o presente estudo revelou que os enfermeiros estavam satisfeitos com as suas responsabilidades no trabalho. A percentagem mais elevada de enfermeiros tinha sentimentos de propriedade da sua prática e tinha oportunidades de assumir responsabilidades. No entanto, não dispunham de liberdade e autoridade suficientes. A percentagem mais elevada de enfermeiros estava insatisfeita com a sua progressão. Consideravam que as suas práticas não apoiavam a formação contínua e o crescimento pessoal. De acordo com estes resultados, Hassan (2007), Ulrich, et.al, (2007) e Amer (2011) concluíram que os enfermeiros da equipa estavam insatisfeitos com a promoção, as perspectivas de carreira e a progressão no emprego. Ning; et al., (2009) afirmaram que os itens de satisfação profissional que revelaram maior insatisfação foram a carga de trabalho e a remuneração, a promoção profissional e a quantidade de responsabilidade no trabalho. Em desacordo com esta conclusão, Puah e Ananthram (2006) e Hassan (2007) referiram que a insatisfação profissional era muito elevada em relação à responsabilidade profissional.

* Segunda parte: - as relações entre os dados sócio-demográficos e as variáveis do estudo.

O presente estudo demonstrou que existia uma relação estatisticamente significativa entre a idade dos enfermeiros e o empowerment no local de trabalho. Isto foi consistente com os resultados de Miller e Goddard (2001) e Hassan (2007) que concluíram que existia uma relação entre a idade dos enfermeiros e os componentes totais da capacitação no local de trabalho.

Além disso, Torunn e Beate (2006) concluíram que, quanto mais aumenta a idade dos enfermeiros, mais os enfermeiros se tornam capacitados. A este respeito, Devaney e Chen (2003) declararam que, à medida que a idade dos enfermeiros aumenta, estes tornam-se mais conhecedores e adaptados no acesso às fontes de poder, recursos, informação, apoio e oportunidade. Pelo contrário, El Shaer (2002) e El Sayed & Saber (2002) concluíram que não existia uma relação significativa entre a perceção dos factores de empowerment no trabalho por parte dos enfermeiros e a sua idade.

O presente estudo revelou que existe uma relação estatisticamente significativa entre a idade dos enfermeiros e o seu controlo sobre a prática. Por outro lado, o estudo realizado por Weston (2006) concluiu que a idade dos enfermeiros não estava relacionada com o seu controlo sobre a prática. Além disso, não existia uma relação estatisticamente significativa entre a idade dos enfermeiros e a sua satisfação profissional. Esta conclusão é corroborada por Togia, Koustelios, & Tsigilis, (2004) e Amer (2011), que referem que não existe uma relação significativa entre a satisfação profissional e a idade dos enfermeiros. Por outro lado, Konstantinos e Christiano (2008) e Iskandar (2009) afirmaram que existia uma relação significativa entre a idade dos enfermeiros e a sua satisfação profissional.

O presente estudo não encontrou uma relação entre a experiência dos enfermeiros e a capacitação no local de trabalho ou a satisfação profissional. O mesmo resultado foi apoiado por Amer (2011), que concluiu que não existia uma relação estatisticamente significativa entre a satisfação profissional dos enfermeiros e os seus anos de experiência. Pelo contrário, Miller e Goddard (2001) e Hassan (2007) encontraram uma relação entre a experiência dos enfermeiros e os componentes totais do empowerment no trabalho. Devaney e Chen (2003) mencionaram que, à medida que os enfermeiros aumentam a sua experiência, tornam-se mais capacitados e satisfeitos. Além disso, Torunn e Beate (2006) verificaram que um maior tempo de trabalho na organização era um fator demográfico que correspondia significativamente a valores mais elevados de empowerment no trabalho e satisfação profissional. Além disso, Sveinsdottir, Biering & Rahel (2006) concluíram que, quanto menor a experiência de trabalho dos enfermeiros, maior a carga de trabalho que sentem e menor a sua satisfação.

O presente estudo demonstrou que existe uma relação estatisticamente significativa entre o controlo da prática dos enfermeiros e a sua experiência. Em desacordo com este resultado, Weston (2006) concluiu que os anos de experiência dos enfermeiros não estão relacionados com o seu controlo sobre a prática. Por outro lado, não se verificou uma relação estatisticamente significativa entre o período de trabalho dos enfermeiros na unidade e o empowerment no local de trabalho, o controlo da prática dos enfermeiros e a sua satisfação profissional. Estes resultados são apoiados por Weston (2006), que concluiu que os anos de experiência dos participantes enfermeiros na unidade não estavam relacionados com o controlo da prática. Em desacordo com estes resultados, Kuokkanen e Leino-Kilpi (2003) afirmaram que, quanto mais tempo de serviço na unidade hospitalar, mais os enfermeiros estavam dispostos a mudar de emprego e a ficar insatisfeitos.

O presente estudo esclareceu que existia uma relação estatisticamente significativa entre o nível de formação dos enfermeiros e o seu controlo sobre a prática. Este resultado foi congruente com Weston (2006), que concluiu que a preparação para o ensino superior estava positivamente relacionada com o desejo de controlo da prática por parte dos enfermeiros. Também Greco, et al., (2006) e Forbes (2011) concluíram que existia uma relação significativa entre o nível de educação e o controlo dos enfermeiros sobre a prática, sendo que os enfermeiros com bacharelato obtiveram pontuações mais elevadas do que os enfermeiros com licenciatura ou associados. Por outro lado, não se verificou uma relação estatisticamente significativa entre o nível de formação dos enfermeiros e a capacitação no local de trabalho e a satisfação profissional. Este resultado foi apoiado por Greco, et al. (2006), que concluiu que não existia qualquer relação entre o empowerment dos enfermeiros e o seu nível de habilitações. Em contradição com este resultado, Miller e Goddard (2001) e Hassan (2007) afirmaram que existia uma relação entre o nível de habilitações dos enfermeiros e os componentes totais do empowerment no trabalho e a satisfação no trabalho. Além disso, Torunn e Beate (2006) concluíram que a educação superior era um fator demográfico que correspondia significativamente a valores mais elevados de empowerment no trabalho e satisfação no trabalho (Ning , et al., 2009).

* Terceira parte: - Relações entre o empowerment no local de trabalho, o controlo dos enfermeiros sobre a sua prática e a sua satisfação profissional.

O presente estudo indicou que a perceção de empowerment no local de trabalho tinha uma correlação positiva elevada com o controlo sobre a prática e a satisfação no trabalho. Este resultado foi congruente com Kramer e Schmalenberg (2004a) e Forbes (2011), que concluíram que existia uma correlação positiva entre o controlo sobre a prática de enfermagem e a satisfação no trabalho. Além disso, Huffman (2005) e Laschinger e Finegan (2005) concluíram que a perceção do poder de trabalho dos enfermeiros estava fortemente relacionada com a perceção do controlo sobre a prática de enfermagem, que estava subsequentemente relacionada com a satisfação no trabalho. Além disso, Weston (2006) concluiu que uma maior autonomia dos enfermeiros e o controlo da sua prática estavam positivamente correlacionados com a sua capacitação. Além disso, Kuokkanen, e Leino-Kilpi (2003) e Ning, et al., (2009) concluíram que foi encontrada uma correlação positiva estatisticamente significativa entre a capacitação e a satisfação no trabalho.

CAPÍTULO VI

Conclusões, recomendações e resumo

Conclusões

De acordo com os resultados do presente estudo, pode concluir-se que os enfermeiros do Hospital Universitário de El- Manial têm pouco acesso a estruturas de empowerment no local de trabalho, um nível moderado de controlo sobre a sua prática e satisfação profissional. O empowerment no local de trabalho teve uma relação estatisticamente significativa com o controlo dos enfermeiros sobre a sua prática e com a satisfação no trabalho. No entanto, foi considerado muito importante para os enfermeiros terem controlo sobre a sua prática, o que, por sua vez, pode conduzir à satisfação profissional.

Recomendações

Com base nas conclusões do presente estudo, sugerem-se as seguintes recomendações

1- Os administradores de enfermagem podem avaliar os locais de trabalho em busca de factores que funcionem como barreiras ao acesso dos enfermeiros ao empowerment e identificar outros factores que os possam capacitar.

2- Os gestores terão de se concentrar menos no controlo e mais na coordenação, integração e facilitação do trabalho dos enfermeiros para permitir uma prática verdadeiramente profissional. Isto pode ser conseguido através do acesso à informação, aos recursos e ao apoio necessários para atingir os objectivos profissionais e organizacionais.

3- Os enfermeiros devem receber a formação necessária para desenvolverem competências que os ajudem a analisar os processos de trabalho, a utilizar ferramentas e técnicas de resolução de problemas e a tomar decisões.

4- Os enfermeiros devem participar na tomada de decisões relativas à identificação, desenvolvimento, aquisição, afetação, utilização e avaliação dos recursos físicos e financeiros dos cuidados de saúde.

5- Fluxo aberto de informação inclui o fluxo descendente de informação (sobre objectivos e responsabilidades claros, orientação estratégica, inteligência competitiva, desempenho financeiro e dados operacionais essenciais para ajudar a estabelecer prioridades e ajustar tarefas) e o fluxo ascendente de informação (relativo às atitudes dos empregados e ideias de melhoria). Este fluxo pode ser aumentado através de "linhas diretas de informação" nos sistemas de correio de voz ou de correio eletrónico.

6- A visibilidade dos enfermeiros gestores a todos os níveis no contexto clínico é um indicador importante de apoio e dá aos enfermeiros clínicos a oportunidade de demonstrarem os seus conhecimentos clínicos e de serem reconhecidos pelas suas competências.

7- O controlo sobre o contexto dos ambientes de prática de enfermagem pode ser aumentado através do apoio da gestão a práticas de gestão participativa, sistemas de governação partilhada, delegação, descentralização e criação de unidades de trabalho autónomas.

8- Os gestores de enfermeiros devem prestar uma atenção crítica aos talentos, experiências e níveis de formação dos enfermeiros ao planearem ou atribuírem funções e responsabilidades de trabalho para lidar com eles de acordo com o seu nível profissional.

9- Finalmente, o acesso a oportunidades de aprendizagem e crescimento é uma componente importante da capacitação no local de trabalho. Os programas de desenvolvimento profissional, incluindo os programas de formação contínua e em serviço, tanto para o pessoal como para os gestores, são mecanismos importantes para melhorar continuamente os conhecimentos, as competências e as capacidades de comunicação do pessoal.

Resumo

Os enfermeiros podem atingir os objectivos organizacionais se o seu ambiente de trabalho estiver estruturado de forma a proporcionar o acesso a oportunidades, informações, apoio e recursos necessários para a realização do trabalho.

O acesso a estas estruturas de capacitação é influenciado pelo grau de poder formal e informal que os trabalhadores detinham nas suas organizações (Kanter, 1993), o que resulta no aumento dos sentimentos de autonomia dos enfermeiros, no controlo da sua prática e numa maior satisfação no trabalho e, em última análise, na melhoria dos resultados para os doentes. (Page, 2004). Por conseguinte, a capacitação pode servir como uma ferramenta altamente eficaz para os hospitais que procuram melhorar a sua qualidade e os cuidados globais (Ozaralli, 2003).

O objetivo deste estudo foi tentar examinar o impacto da capacitação no local de trabalho no controlo dos enfermeiros sobre a sua prática e na sua satisfação profissional no Hospital Universitário El Manial. O estudo foi efectuado em 28 Unidades de Cuidados Intensivos (UCI) do Hospital Universitário de El Manial. A amostra do estudo foi de (75) enfermeiros. Foram incluídos os enfermeiros com bacharelato que estavam disponíveis, com pelo menos um ano de experiência no local do estudo e que aceitaram participar no estudo.

Para atingir o objetivo do presente estudo, os dados foram recolhidos utilizando três instrumentos. O primeiro instrumento foi o questionário sobre o empowerment no local de trabalho, que contém duas partes principais (ficha sociodemográfica e questionário sobre o empowerment no local de trabalho). O questionário sobre o empowerment no local de trabalho divide-se em três dimensões: a escala das condições de eficácia no trabalho (CWEQ- II), a escala das actividades profissionais (JAS) e a escala das relações organizacionais (ORS). O segundo instrumento foi o questionário C/NP adaptado de Gerber, Murdaugh, Verran e Milton (1990). O terceiro instrumento foi o questionário de satisfação no trabalho, adaptado de Syptak, David, Marsland e Ulmer (1999). Estes instrumentos foram traduzidos para árabe, tendo sido introduzidas as alterações necessárias e efectuados testes de validade e fiabilidade.

Os resultados do estudo mostraram que os enfermeiros do Hospital Universitário de El-Manial tinham pouco acesso a estruturas de capacitação no local de trabalho, um nível moderado de controlo sobre a sua prática e um nível moderado de satisfação profissional. A capacitação no local de trabalho tinha uma relação estatisticamente significativa com o controlo dos enfermeiros sobre a sua prática e com a satisfação no trabalho. No entanto, foi considerado muito importante para os enfermeiros terem controlo sobre a sua prática, o que, por sua vez, pode conduzir à satisfação profissional.

O estudo recomenda que os administradores de enfermagem avaliem os locais de trabalho para detetar os factores que funcionam como barreiras ao acesso dos enfermeiros ao empowerment e identifiquem outros factores que os possam capacitar. Os gestores terão de se concentrar menos no controlo e mais na coordenação, integração e facilitação do trabalho dos enfermeiros para permitir uma prática verdadeiramente profissional. Isto pode ser conseguido através do acesso à informação, aos recursos e ao apoio necessários para atingir os objectivos profissionais e organizacionais. Os enfermeiros devem receber a formação necessária para desenvolverem competências que os ajudem a analisar os processos de trabalho, a utilizar ferramentas e técnicas de resolução de problemas e a tomar decisões. Os enfermeiros devem participar na tomada de decisões relativas à identificação, desenvolvimento, aquisição, afetação, utilização e avaliação dos recursos físicos e financeiros dos cuidados de saúde. Fluxo aberto de informação: inclui o fluxo descendente de informação (sobre objectivos e responsabilidades claros, orientação estratégica, inteligência competitiva, desempenho financeiro e dados operacionais essenciais para ajudar a definir prioridades e ajustar tarefas) e o fluxo ascendente de informação (sobre atitudes dos trabalhadores e ideias de melhoria). Este fluxo pode ser aumentado através de "linhas diretas de informação" em sistemas de correio de voz ou de correio eletrónico. A visibilidade dos enfermeiros gestores a todos os níveis no contexto clínico é um indicador importante de apoio e dá aos enfermeiros clínicos a oportunidade de demonstrarem os seus conhecimentos clínicos e de serem reconhecidos pelas suas competências. O controlo sobre o contexto dos ambientes de prática de enfermagem pode ser aumentado através do apoio da gestão a práticas de gestão participativa, sistemas de governação partilhada, delegação, descentralização e criação de unidades de trabalho autónomas. Os enfermeiros gestores devem prestar uma atenção crítica aos talentos, experiências e níveis de formação dos enfermeiros, ao mesmo tempo que planeiam ou atribuem funções e responsabilidades de trabalho para lidar com eles de acordo com o seu nível profissional. Por último, o acesso a oportunidades de aprendizagem e crescimento é uma componente importante da capacitação no local de trabalho. Os programas de desenvolvimento profissional, incluindo programas de formação contínua e em serviço, tanto para o pessoal como para os gestores, são mecanismos importantes para melhorar continuamente os conhecimentos, a experiência e as capacidades de comunicação do pessoal.

Referências

Abd El-Azeim H. (2004): Leadership style and job satisfaction among nurses' managers and faculty members at Ain shams University Unpublished Master Thesis.pp98-109.

About human resource (2008): empowerment of employees, consultado em 19 de abril de 2008 em http://humanresources.about.com/od/glossarye/a/empowerment _def.htm

Adams, A., & Bond, S. (2005): Satisfação profissional dos enfermeiros hospitalares, caraterísticas individuais e organizacionais. Journal of Advanced Nursing, 32 (3), 536-543.

Aiken, L. H., Clarke, S.P., Cheung, R.B., Sloane, D.M., & Siber, J.H. (2006): Educational levels of hospital nurses and surgical patient mortality. JONA, 290 (12), 1617-1623.

Aiken LH, Sloane DM, Lake ET, Sochalski J, Weber AL (2000): Organization and outcomes of inpatient AIDS care. Med Care; 37(8):760-772.

Aiken, L., Clarke, S., Sloane, D., Sochalski, J., & Silber, J. (2002): Hospital nurse staffing and patient mortality, nurse burnout, and job dissatisfaction. JAMA, 288(16).

Allender, J.A., & Walton Spradley, B.W. (2001): Community health nursing: Conceitos e prática (5ª ed.). Filadélfia, Nova Iorque, Baltimore: Lippincott.

Al-Mailam, F. (2005): o efeito dos cuidados de enfermagem na satisfação global do doente e o valor preditivo do comportamento de regresso ao prestador: A survey study, Quality Management in Health Care 14, 2, 116-120.

Quase J, & Laschinger HKS (2002): Workplace empowerment, collaborative work relationships, and job strain in nurse practitioners. J Am Acad Nurse Practit. 14:408-421.

Amer (2011): Relação entre a satisfação profissional dos enfermeiros e o compromisso organizacional no novo hospital universitário Kaser El-Aini. Tese de mestrado não publicada. P:67

American Nurses Credentialing Center (2005): Programa de Reconhecimento Magnet: Application Manual. Silver Spring, MD: American Nurses Credentialing Center.

Amos M., e Herrick C., (2005): The Impact of team building of nursing staff on communication and job satisfaction of Nursing Staff. Journal for nurses staff Development. 21(1): 10-16

Apker, J., Ford, W. S. Z., & Fox, D. H. (2003): Predicting nurses' organizational and professional identification: The effect of nursing roles, professional autonomy, and supportive communication. Nursing Economics, 21(5), 226-232.

Armstrong-Stassen M, Cameron SJ, Horsburgh ME (2003): The impact of organizational downsizing on the job satisfaction of nurses. Can J Nurs Admin.;Nov-Dez: 8-32.

Ashford E. (2002): the experience of powerlessness in organizations, journal of Organizational Behaviour, 43 (1) 207 a 242.

Atkins, P. Mardeen, Marshall, Brenda Stevenson, e Javalgi, Rajshekhar G. (2006), Happy employees lead to loyal patients, Journal of Health Care Marketing 16, 4, 14-23.

Baker G, Moore J. (2003): Presidential Power Prerogatives. Iniciativa Nacional para a Liderança e Eficácia Institucional, Universidade Estadual da Carolina do Norte. Disponível em : http://ced.ncsu.edu/ahe/nilie/abstract_pres_power.html.

Bandura, A. (2001): "Social cognitive theory: Uma perspetiva agentiva", Annual Review of Psychology (52:1), pp. 1-26.

Barker, A.M. (2000): Transformational leadership: A vision for the future. Baltimore: Williams & Wilkins.

Bartunek, J.M., & Spreitzer, G.M. (2006): A carreira interdisciplinar de um construto popular usado na gestão: Empowerment no final do século XX. Journal of Management Inquiry, 15(3); 255-273.

Bell, N.E. & Staw B.M. (2002): People as sculptors vs. sculpture: O papel da personalidade e do controlo pessoal nas organizações. Em M.B. Arthur, D.T. Hall, & B.S. Lawrence (Eds.), Handbook of career theory. Cambridge: Cambridge University Press.

Benner, P. (2001). From novice to expert: Excellence and power in clinical nursing practice (edição comemorativa). Upper Saddle River, NJ: Prentice Hall Health

Benton, D. C. (2002): Clinical effectiveness. Em S. Hamer e G. Collinson (Eds.) Achieving Evidence-Based Practice. A. Handbook for Practitioners. Edimburgo: Bailliere Tindall.

Berber, A., & Karabulut,E.,(2002): Does Empowerment motivates employees in the Hospitality industry. Tese de Mestrado em Imprensa Livre.p.17.

Berlowitz, D., Young, G., Hickey, E., Saliba, D. Mittman, B., Czarnowski, E., Simon,B., Anderson, J., Ash, A., Rubenstein, L., e Moskowitz, M. (2003):Quality improvement implementation in the nursing home, Health Services Research 38, Part 1, 65-80.

Best, Maureen F. & Norma E. (2004): Measuring Nurse Job Satisfaction. Journal of Nursing Administration: 34 (6) - pp 283-290. Lippincott Williams & Wilkins, Inc.

Beyers, M. (2000): O futuro da enfermagem. Em R. Gilkey (Ed.), O século XXI líder no sector da saúde. São Francisco: Jossey-Bass Publishers.

Blanchard, K., Carlos, J., & Randolph, A. (2001): Three keys to empowerment. São Francisco: Berrett-Koehler.

Boje, D. M. & Rosalie, G. A. (2001): Where's the power in empowerment? Respostas de Follett e Clegg. Journal of Applied Behavioral Science, 37(1): 90-117.

Bowen, D.E. & Lawler, E.E. (2005): Empowering service employees. Sloan Management Review, p.73.

Bradley S.;Taylor J. &Ngoc N. (2003): Job autonomy and job satisfaction: new evidence.

Brunetto, Y., & Farr-Wharton, R., (2006): A importância das relações organizacionais efectivas para os enfermeiros: A social capital perspective, International Journal of Human Resources Development and Management 6, 2-4, 232-247.

Catalano, J. T. (2006). Enfermagem agora! As questões de hoje, as tendências de amanhã (4ª ed.). Philadelphia: F. A. Davis.

Champan in Hamdy F., (2002): O empowerment no trabalho tal como é percepcionado pelos enfermeiros e médicos que trabalham no Instituto Nacional do Coração. Documento de investigação, Faculdade de Enfermagem. Universidade de Ain Shams.

Chandler, G. E. (2002): The source and process of empowerment. Nursing Administration Quarterly, 16(3), 65-71

Cherry B., e Jacob S., (2005): Questões contemporâneas de enfermagem, tendências e gestão. 3ª ed. Mosby Comp. pp368-372.

Choi J, Flynn,L e. Aiken, H (2011): Nursing Practice Environment and Registered Nurses' Job Satisfaction in Nursing Homes. The Gerontologist Journal.

Clifford, P.G. (2002): The myth of empowerment. Administração de Enfermagem Quarterly, 16(3), 1-5.

Colgrove,M.(2002): Success and Student autonomy, Collaborated research. Company, Philadelphia.p.217.

Conger, J. A., & Kanungo, R. N. (1988). The empowerment process: Integrating theory and practice. Academy of Management Review, 13(3), 471-482.

Coomber, K. Barriball L (2006): Revista Internacional de Estudos de Enfermagem, Volume 44, Número 2, Páginas 297-314.

Coulter M., (2005): Strategic Management 3rd ed. Pearson Prentice Hall Comp.pp.33-128.

Cumbey DA, Alexander JW. (2004): A relação da satisfação no trabalho com variáveis organizacionais na enfermagem de saúde pública. J Nurs Adm ; 28:39-46

Curran, C., R. (2001): Ficar, dizer e servir, Enfermagem Económica 19, 2, 41-42.

Deci, E.L., Connell, J.P., & Ryan, R.M. (2002): Self-determination in a work organization

(Autodeterminação numa organização de trabalho). Journal of Applied Psychology, 74: 580-590.

Devaney S., e Chen Z., (2003): Compensation and working conditions online job satisfaction of recent graduates in financial services; US Department of Labour. Universidade de Purdue.

Dewettinck, K., (2007): "Employee performance management systems in Belgian organisations: Purpose, contextual dependence and effectiveness, "Vlerick Leuven Gent Management School Working Paper Series 2007-31, Vlerick Leuven Gent Management School.

Dutcher, L., e Adams,C., (2004): Work environment perceptions of staff nurses and aids in in home health agencies. Journalof Nursing Administration. 24 (10). 24 (30).

Eisenhardt, K., (2000): Estratégia Empresarial, Liderança e Estudos Organizacionais

Ellenbecker, C. (2004): A theoretical model of job retention for home health care nurses. Journal of Advanced Nursing, 47 (3), 303-310

Ellickson. M.C., & Logsdon, K. (2001): Determinantes da satisfação no trabalho dos funcionários públicos municipais [Versão eletrónica]. Public Personnel Management, 31(3), 343-358.

El-Salam G.A, Ibrahim M.M. Mohsen M.M e. Hassanein S.E(2008): Relationship between organizational climate and empowerment of nurses in Menoufiya hospitals, Egypt Eastern Mediterranean Health Journal, Vol. 14, No. 5, 1173- 1184.

El-Sayed M. (2002): The relationship between motivation and job satisfaction among nurses. Tese de mestrado não publicada. Universidade de Zagazig. pp 129140.

El-Sayed N., e Saber M.(2002): Relationship between staff nurses' perception of job empowerment and their job satisfaction. Boletim do Instituto Superior de Saúde Pública, 32(3): 521-540.

El-Sayed W. (2005): Reflexão da capacitação profissional dos enfermeiros na condição de eficácia do trabalho. Tese de mestrado não publicada. Universidade de Tanta. pp63.

El-Shaer A. (2002): Perceção dos enfermeiros sobre o empowerment e o compromisso organizacional no hospital universitário de Mansoura. Tese de mestrado não publicada. Universidade do Cairo.pp64.

Emerson,R., (2006): Educação em Enfermagem no Ambiente Clínico. Universidade do Estado de Washington. Imprensa gratuita.

Emmanuelle , H., (2007): Cultivando uma Cultura de Empoderamento. Revista Internacional de Enfermagem. Curso de Licenciatura em Enfermagem. P.14

Etzioni (2008): Nurse Leaders as Stewards At the Point of Service (Enfermeiros Líderes como Administradores no Ponto de Serviço). Journal of nursing ethics. Free Press.

Eylon, D. (2002): Exploring empowerment cross-cultural differences along the power distance dimension. Revista Internacional de Relações Interculturais, 23(3): 373-385.

Eylon, D. & Bamberger, P. (2000): Cognições de empoderamento e actos de empoderamento: Reconhecendo a importância do género. Group and Organization Management, 25: 354-372.

Farley, S. (2006): Leadership. Em R.C. Swansburg (Ed.), Management and leadership for nurse managers (2ª ed.). Boston: Jones and Bartlett.

Finn CP.(2002): Autonomia: uma componente importante para a satisfação profissional dos enfermeiros. Revista Internacional de Estudos de Enfermagem ;38:349-357.

Fletcher, J. K., Jordan, J. V., & Miller, J. B. (2001): As mulheres e o local de trabalho: Applications of a psychodynamic theory. The American Journal of Psychoanalysis, 60(3), 243-261

Fletcher, C. E., (2005): Satisfações e insatisfações profissionais dos enfermeiros de registo hospitalar. JONA, 31(6), 324-31.

Forbes, S. (2011): Control over nursing practice: a construct coming of age. http: //hdl. handle.

net/10755/174597
Forbes, S. A., Bott, M.J., & Taunton, R. L. (2007):Controlo sobre a prática de enfermagem: A construct coming of age. Journal of Nursing Measurement, 5, 179-190.
Forrest, S., Risk, I., Masters, H. & Brown, N. (2000): Mental health service user involvement in nurse education: Exploring the issues. Journal of Psychiatric and Mental Health Nursing, 7, 51-57.
Fukuyama, F. (2005), Trust: The social virtues and the creation of prosperity, Nova Iorque: Free Press.
Gerber, R.M., Murdaugh, C.L., Verran, J.A., & Milton, D.A. (2000): Escala de controlo sobre a prática de enfermagem: Psychometric analysis. Trabalho apresentado nas actas da Conferência Nacional sobre Instrumentação em Enfermagem em Tucson, Arizona.
Gordon R., (2003): An empirical investigation into the power behind empowerment. Organization Management Journal, 2(3), 144-165.
Greco P., Heather K. Laschinger S., & Wong C., (2006): Nursing Leadership Leader Empowering Behaviors, Staff Nurse Empowerment and Work Engagement/Burnout (CJNL), faculdade de ciências da saúde, universidade de western, Ontrio. Londres. 19(4): 41-56.
Hall, R. H. (2002): The professions, employed professionals, and the professional association. Professionalism and the empowerment of nursing: pp. 1-15. Washington D. C.: American Nurses' Association.
Hamdy F., (2002): O empowerment no trabalho tal como é percepcionado pelos enfermeiros e médicos que trabalham no Instituto Nacional do Coração. Documento de investigação, Faculdade de Enfermagem. Universidade de Ain Shams.
Hardy C, Leiba-O'Sullivan S.,(2008): The power behind empowerment: implications for research and practice. Hum Relations. 51(4):451-483.
Harmon, Joel, Scotti, Dennis J., Behson, Scott J., Farias, Gerard, Petzel, Robert, Neuman, Joel H., e Keashly, Loraleigh. (2003): The impacts of high-involvement work systems on staff satisfaction and service costs in veterans health care, Academy of Management Proceedings, 1-6.
Hart, & Eli S. (2005): Hospital ethical climates and registered nurses' turnover intentions. Journal of Scholarship; 37 :(2): 173-177.
Hassan S., (2007): Work empowerment versus Job satisfaction among nurses at Mansoura University Hospital. Tese de mestrado não publicada. pp 111115.
Hayes L, O'Brien-Pallas L, Duffield J, et al. (2006): Nurse turnover: a literature review. Int J Nurs Stud. 2006;43(2):237-263.
Heather K. Spence Laschinger, Joan Finegan e Judith Shamian (2002): o impacto da capacitação no local de trabalho e da confiança organizacional na satisfação profissional e no empenhamento organizacional dos enfermeiros Advances in Health Care Management, Volume 3, páginas 59-85 .
Heathfield M.(2006): Principles of Employee Empowerment. Capacitar os empregados - corretamente - para garantir o sucesso e o progresso. Guia About.com
Heller, F. (2003): "Participation and power: a critical assessment", Applied Psychology: An International Review, Vol. 52, pp.144-163.
Hersey, P., Blanchard, K., & Johnson, D.E. (2006): Management of organizational behavior. Englewood Cliffs, NJ: Prentice Hall, Inc.
Herzberg, F.I. (1959): 'One more time: How do you motivate employees?", Harvard Business Review, Set/Out87, Vol. 65 Issue 5, p109-120 French JPR Jr, Raven B.(1999): As bases do poder social. In: Cartwright D, Zander A, eds. Group Dynamics. Nova Iorque: Harper & Row; 607-623.
Hopkins, S.M. & Weathington, B.L. (2006): The Relationships between Justice Perceptions,

Trust, and Employee Attitudes in a Downsized Organization. The Journal of Psychology, 140, 477-498.
Hu, J., & Liu, H. (2004). Job Satisfaction among Nurses in China (Satisfação profissional dos enfermeiros na China). Home Health CareManagement and Practice, 17 (1), 9-13
Huddleston, T., (2000): "Developing the Enrollment Model at Four-Year Institutions". Trabalho apresentado no Seminário do College Board, Atlanta, Geórgia.
Huffman, J. (2005): A perceção dos enfermeiros do pessoal sobre a capacitação para o trabalho e o controlo da prática de enfermagem em hospitais comunitários. Tese de mestrado não publicada. Londres, Ontário: Universidade de Western Ontario.
Hunsaker P., (2005): Management: Uma abordagem por competências, 2.ª ed. Pearson Prentice. Hall Comp. pp: 61,443, 455, 394-398.
Hyrkas, K., (2006): Efficacy of clinical supervision: influence on job satisfaction, burnout and quality of care. Journal of Advanced Nursing. JOAN, V. 55, (4), p. 521-535.
Instituto de Medicina das Academias Nacionais (2004): Keeping Patients Safe: Transforming the Work Environment of Nurses. Washington, DC: National Academies Press.
Irvine, D. & Evans, M . (2002): Job satisfaction and turnover among nurses: Integrating research findings across studies . Investigação em Enfermagem, 44(4), 246-253.
Iskandar, T.A., (2009): Job Satisfaction of Nurses at Health Center in Pidie Aceh, Indonesia. P. 29- 32.
Jawahar, I. M. (2006): An investigation of potential consequences of satisfaction with appraisal feedback. Journal of Leadership & Organizational, 13(2):14-28.
John E (2008): Autonomy and Empowerment: An approach for thoughtful implementation.pp.35-3 7.
Johns, G., & Saks, A., (2005): Comportamento Organizacional: Compreender e Gerir a Vida no Trabalho. 6th ed. Toronto: Pearson Prentice Hall; Free press.
Joiner, T., A. & Bartram, T., (2004): How empowerment and social support affect Australian nurses' work stressors, Australian Health Review 28, 1, 56-64.
Joint Commission on Accreditation of Healthcare Organizations (2005): Nursing shortage poses serious healthcare risks. Obtido em 10 de abril de 2007, em http://www.jcaho.org/news+room/news+release+archives/nursing+short idade.htm.
Jones CB (2004): Registered nurse turnover and the changing health care system. Nursingconnections. 9(1):35-48.
Kammerlind, P., Dahlgaard, J., e Rutberg, H., (2004): Climate for improvement and the effects on performance in Swedish healthcare - a survey in the County Council of Ostergotland. Total Quality Management & Business Excellence 15, 7, 909-924.
Kanter, R. (1993): Men and women of the corporation. Nova Iorque, NY: Basic Books, Inc.
Kanter, R. (1979): Power failure in management circuits. Harvard Business Review. 7/8, 65-75.
Kanter, R. (1977): Men and women of the corporation. New York: Basic Books.
Karasek, J. (2000): Lower health risk with increased job control among white collar workers. Journal of Organizational Behavior 11, 3, 171-185.
Kavanaugh, J., Duffy, J. & Lilly, J. (2006): A relação entre a satisfação no trabalho e as variáveis demográficas dos profissionais de saúde. Management Research News, 29 (6), 304-325.
Kelly,L., & Joel,L., (2006): A experiência de enfermagem: Trends, challenges, and transitions. McGraw-Hill, Health Professions Division (Nova Iorque).3ª ed. 103,303.
Manojlovich, M. (2005a): Predictors of professional nursing practice behaviors in hospital settings. Investigação em Enfermagem, 54(1), 41-47.
Manojlovich, M. (2005c): O efeito da liderança em enfermagem nos comportamentos da prática profissional dos enfermeiros hospitalares. JONA, 35(7/8), 363-371.

Manojlovich, M. (2005d): Linking the practice environment to nurses' job satisfaction through nurse/physician communication. The Journal of Nursing Scholarship, 37(4), 367-373.

Cooper, S., (2003): An evaluation of the leading and empowered organization Journal of Management, 26 (3), 463-488.

Kluska, K.M., Laschinger-Spence, H. K., & Kerr, M. S.(2004): Staff nurse empowerment and effort-reward imbalance. Canadian Journal of Nursing Leadership, 17(1), 112-128.

Knoop, R. (2003): Relationships among job involvement, job satisfaction, and organizational commitment for nurses. The Journal of psychology, 129 (6), 643649.

Konstantinos N. e Ouzouni,C. (2008): Factores que influenciam o stress e a satisfação profissional dos enfermeiros que trabalham em unidades psiquiátricas: uma revisão da investigação. Health Science Journal.Volume 2, Issue 4.

Konstantinos, N., & Christiano, O., (2008): Factores que Influenciam o Stress e a Satisfação dos Enfermeiros que trabalham em PsychatricUnit no Sul da Florida. Health Science Journal, 2 (4),183-195.

Kramer M, & Schmalenberg C, & Maguire P.(2004b): Essenciais de um ambiente de trabalho magnético, IV. Enfermagem, 34(9):44-48.

Kramer M, & Schmalenberg CE.(2003): Essentials of magnetism. In:McClure M, Hinshaw AS, eds. Magnet Hospitals Revisited: Attraction and Retention of Professional Nurses (Atração e Retenção de Enfermeiros Profissionais). Kansas City, Mo: Academia Americana de Enfermagem; 25-59.

Kramer M, Maguire P, Schmalenberg C, et al. (2007): Nurse manager support: what is it? Estruturas e práticas que o promovem. Nurs Adm Q. 31(4):325-340.

Kramer, M., & Schmalenberg, C. (2004): Fundamentos de um ambiente de trabalho magnético: Parte 2. Enfermagem, 34(7), 44-47.

Kramer,M.(2003): Magnet Hospital Nurses Describe Control Over Nursing Practice", Western Journal of Nursing Research, Vol. 25, No. 4, 434452.

Kreisberg S. (2009): Transforming power Domination, empowerment, and education, University of New York Press, Nova Iorque

Kreisberg, A.J (2003) about human resource: empowerment of employees, consultado em 19 de fevereiro, disponível em http: //humanresources. about. com/od/glossarye/a/empowerment_def. ht m

Kreitner & Kinicki, (2008): Stability in shifting sands: contemporary leadership roles in critical care. Journal of Nursing Management. Volume 16, Número 7, páginas 837-845, outubro de 2008

Kunaviktikul, W., (2008): Relação entre Gestão de Conflitos, Satisfação no Trabalho, Intenção de Permanecer e Turnover de Enfermeiros Profissionais na Tailândia. Journal of Nursing and Health Science; 2 (9): 16.

Kuokkanen L, Leino-Kilpi H. (2003): The qualities of an empowered nurse and the factors involved. J Nurs Manage. 9:273-280.

Kuokkanen L,& Leino-Kilpi H. (2000):Power and empowerment: three theoretical approaches. J Adv Nurs. 31(1):325-241.

LaMonica, E., (2003): Gestão e Liderança em Enfermagem e Cuidados de Saúde: An Experiential Approach: Leadership and Management in Nursing Springer Series on Nursing Management and Leadership.p.241 -43.

Laschinger H.,K., (2001): The impact of workplace empowerment, organizational trust on staff nurses' work satisfaction and organizational commitment. Health Care Management Review, 26(3), 7-24.

Laschinger HKS, &Havens DS. (2007): The effect of workplace empowerment on staff nurses' occupational mental health and work effectiveness. J Nurs Adm. 27:42-50.

Laschinger HKS, Almost J, Purdy N, & Kim J.(2004): Predictors of nurse managers' health in

Canadian restructured healthcare settings. Can J Nurs Leadersh. 17:88-105.
Laschinger HKS, Finegan J, Shamian J, & Wilk P. (2003): A longitudinal analysis of the impact of workplace empowerment on work satisfaction. J Organ Behav. 25:527-545.
Laschinger HKS, Finegan J.(2005): Using empowerment to build trust and respect in the workplace: a strategy for addressing the nursing shortage. Nurs Econ. 23(1):6-13.
Laschinger, H. K. S., Sabiston, J. A., & Kutszcher, L. (2007): Empowerment and staff nurse decision involvement in nursing work environments: Testing Kanter's theory of structural power in organizations. Investigação em Enfermagem e Saúde, 20, 341-352.
Laschinger, H., & Havens, D. (2006): Staff nurse work empowerment and perceived control over nursing practice: Conditions for work effectiveness. JONA, 26(9), 27-35.
Laschinger, H., Finegan, J., Shamian, J., & Almost, J. (2001): Testing Karasek' demands-control model in restructured healthcare settings: Effects of job strain on staff nurses' quality of work life. JONA, 31(5), 233-43.
Laschinger, H.K., Finegan, J., & Wilk, P. (2009). O contexto é importante: The impact of unit leadership and empowerment on nurses' organizational commitment. Journal of Nursing Administration, 39(2), 228-235.
Lashinger, H.K.S, & Havens, D.S. (1996): Staff nurse work empowerment and perceived control over nursing practice. Journal of Nursing Administration, 26(9), 27-34.
Lawler, E.(2002):The ultimate advantage: Creating the high-involvement organization.SF: Jossey-Bass.
Lawler, E.E., Mohrman, S.A., & Benson, G. (2007): Organizing for high performance: Employee Involvement, TQM, Reengineering, and Knowledge Management in the Fortune 1000. São Francisco: Jossey-Bass.
Leiter, M. P., & Laschinger, H. K. S. (2006): Relationships of work and practice environment to professional burnout. Investigação em Enfermagem, 55(2), 137-146
Levy-Garboua, L& Montmarquette, C, (2004): "Reported job satisfaction: what does it mean?", The Journal of Socio-Economics, Elsevier, vol. 33(2), pages 135-151, April
Mahmoud, A., (2002): Perceção dos enfermeiros do pessoal sobre o empowerment no trabalho e o compromisso organizacional na Universidade de Mansoura.MSC.
Manias, E., & Street, A. (2000): The handover: Desvendando as práticas ocultas dos enfermeiros. Intensive and Critical Care Nursing, 16, 373-383.
Manojlovich, M., & DeCicco, B. (em revisão): Healthy work environments, nurse/physician communication, and patient outcomes: Making the link.
Manojlovich, M; Spence Laschinger, & Heather K.(2002): The Relationship of Empowerment and Selected Personality Characteristics to Nursing Job Satisfaction. Journal of Nursing Administration: Volume 32 - Número 11 - pp 586-595.
Manojlovich,M.(2007): Power and Empowerment in Nursing: Looking Backward to Inform the Future, the online journal of issues in nursing.12(1)
Marquis B., & Huston C., (2000): Papéis de Liderança e Função Gerencial em Enfermagem teoria e Aplicação. 3th ed. New York. Williams and Wilkins Comp. pp: 34, 139,166, 179,303-332.
Marquis B., e Huston C., (2006): Papéis de Liderança e Função Gerencial em Enfermagem teoria e Aplicação. 5th ed. Nova Iorque. Williams and Wilkins Comp. pp: 472,484,491,505.
Manion, J. (2005). Criar um ambiente positivo nos cuidados de saúde. Chicago: Health Forum Inc.
Matthews, Sue; Laschinger, S. Heather K.; & Johnstone, (2006): Staff Nurse Empowerment in Line and Staff Organizational Structures for Chief Nurse Executives (Empoderamento dos Enfermeiros na Linha e Estruturas Organizacionais para Enfermeiros Chefes Executivos). JONA, 36(11), pp 526-533.

McCloskey & McCain (2008): Compromisso de carreira e desempenho profissional dos enfermeiros: diferenças entre unidades de cuidados intensivos e enfermarias. Journal of Research in Nursing, janeiro, 13: 38-51.

McCloskey, J., & McCain, B. (2007): Satisfação, empenhamento e profissionalismo dos enfermeiros recém-empregados. Imagem: Journal of Nursing Scholarship, 19(1) . 20-24.

McClure, M. L. & Hinshaw, A. S. (2002): Magnet hospitals revisited: Attraction and retention of professional nurses. Washington DC: American Nurses Publishing.

McCutcheon A, Doran D. (2004): The Impact of the Manager's Span of Control on Leadership and Performance. Toronto, Ontário: Universidade de Toronto

McDaniel C. & Stumpf L. (2003): A cultura organizacional: Implicações para o serviço de enfermagem. Journal of Nursing Administration. 23, 54-60.

McGraw, J.P. (2002): The road to empowerment. Nursing Administration Quarterly, 16(3), 16-19.

McNeese-Smith D. (2001): A Nursing Shortage: bulding organizational commitment among nurses. Journal of Health Care Management;46(3): 173-186.

McNeese-Smith D. (2007): The influence of manager behavior on nurses' job satisfaction, productivity, and commitment. J Nurs Adm.; 27(9):47-55.

McNeese-Smith D. (2005): Satisfação no trabalho, produtividade e compromisso organizacional: o resultado da liderança. J Nurs Adm. 25(9):17-26.

McNeese-Smith, D. (1999): A content analysis of staff nurse: Descrições de satisfação e insatisfação no trabalho. Journal of Advanced Nursing, 29 (6), 1332-1341.

Miller P., & Goddard P., (2001): Avaliando a perceção de empoderamento dos fisioterapeutas usando a teoria de Kanter de Poder estrutural nas organizações. Physical therapy, 81(12): 1880-1888.

Mohamed, A.(1998): Rate and Causes of turnover among nurses in selected hospitals in cairo, Tese de Mestrado, Faculdade de Enfermagem, Universidade do Cairo.

Mohamed, N., (2008): a relação entre a perceção dos enfermeiros sobre o clima organizacional de trabalho e o seu empowerment no trabalho.MSC. Universidade de Alexandria.

Mohammed H. (2010): A relação entre as percepções dos funcionários e a satisfação no trabalho nas Universidades Privadas Egípcias. Eurasian Journal of Business and Ecnomics, 3 (5), 135-150.

Mok E., e Au-Yeung B., (2002): Relationship between organizational climate and empowerment of nurses in Hong Kong, Journal of Nursing Management. 10 (3): 129.

Moore, S., & Hutchison, S., (2007): Desenvolvimento de líderes a todos os níveis: Responsabilização e capacitação actualizadas através da governação partilhada. JONA. 37(12):564-68.

Morrison, R.S, Jones, L., & Fuller, B. (2007): The relation between leadership style and empowerment on job satisfaction of nurses. Journal of Nursing Administration, 27(5), 27-35

Mrayyan, M. (2005): Nurse Job satisfaction and retention: comparing public and private hospitals in Jordan. Jornal de Gestão de Enfermagem, 13, 40-50

Murrells.T., Robinsons., & Griffiths p. (2008): Tendências da satisfação no trabalho durante o início da carreira dos enfermeiros. *Journal of Nursing Management.* Unidade Nacional de Investigação em Enfermagem, King's College London, Escola de Enfermagem Florence Nightingale. 117:2-3.

Newman, Karin , Maylor, Uvanney, e Chansarkar, Bal. (2009): a cadeia de satisfação dos enfermeiros, qualidade do serviço e retenção de enfermeiros: Implicações para a gestão do recrutamento e da retenção. Journal of Management in Medicine 16, 4/5, 271-291.

Newman, Karin, Maylor, Uvanney, e Chansarkar, Bal. (2001): The nurse retention, quality of care and patient satisfaction chain, International Journal of Health Care Quality Assurance

14, 2, 57-64.

Ning s., zhong h., Libo w. & Qiujie l. (2009): O impacto do empoderamento do enfermeiro na satisfação no trabalho. Journal of Advanced Nursing65(12), 2642-2648.

Norsen L, Opladen J, Quinn J. (2005): Modelo de prática. Collaborative practice. Crit Care Nurs Clin North Am.; 7(1):43-52.

O'Connor, E. (2001): De volta ao caminho do empowerment: O exemplo de Ordway Tead e da democracia industrial. Journal of Applied Behavioral Science, 37(1): 15-32.

Okpara, J.O. (2006). Personal characteristics as predictors of job satisfaction: An Information Technology & People, 17(3), 327-338 exploratory study of IT managers in a developing economy [Versão eletrónica].

Ott, M, & van Dijk, H. (2005): Efeitos da GRH na satisfação do cliente EI em cuidados de enfermagem para os idosos. Employee Relations 27, 4, 413-424.

Ozaralli,N. (2003): "Effects of Transformational Leadership on Empowerment and Team Effectiveness", Leadership & Organization Development Journal, vol. 24, no. 6, pp. 335-344.

Page, A. (2004): Manter os doentes em segurança: Transforming the work environment of nurses. Washington, D.C.: The National Academies Press.

Patrick, A., e Laschinger, Heather K.,S., (2006): The effect of structural empowerment and perceived organizational support on middle level nurse managers' role satisfaction, Journal of Nursing Management 14, 1, 13-22.

Peltier, James, Nill, Alexander, & Schibrowsky, John A. (2003): Internal marketing, nurse loyalty and relationship marketing: An exploratory study of German nurses, Health Marketing Quarterly 20, 4, 63-82.

Peltier, James, Pointer, Lucille, & Schibrowsky, John A. (2007): Internal marketing and the antecedents of nurse satisfaction and loyalty, Health Marketing Quarterly 23, 4, 75-108.

Peltier, James, Schibrowsky, John A., & Nill, Alexander (2004): Crossing Cultures, Marketing Health Services, Spring, 26-33.

Pittman, Jennifer (2007): Registered nurse Job Satisfaction and Collective Bargaining Unit Membership Status. JONA 37(10), pp 471-476. Ovid Technologies, Inc.

Poulton B., (2001): Envolvimento dos utilizadores na identificação das necessidades de saúde e na definição da avaliação dos serviços. Journal of Advanced Nursing. 30(6): 1289-1296. programa. Nurs Stand 17(24): 33-9.

Puah, P., & Ananthram, S., (2006): Exploring the Antecedents and Outcomesof Career Development Initiatives: Empirical Evidance from Singaporean Employees. Research and Practice in Human resource Management, 14,112-142.

Rathert, C, & May, D R. (2007): Health care work environments, employee satisfaction, and patient safety: Care provider perspectives, Health Care Management Review, 32, 1, 2-11.

Relf M. (2005):Aumentar a satisfação e a motivação no trabalho e reduzir a rotatividade dos enfermeiros através da implementação da governação partilhada. Critical Care Nursing Quarterly. 18:7-13.

Robert, C., Probst, T.M., Martocchio, J.J., Drasgow, F., & Lawler, J.J. (2000): Empowerment and continuous improvement in the U.S., Mexico, Poland, and India: Predicting fit on the basis of the dimensions of power distance and individualism. Journal of Applied Psychology, 85(5): 643-658.

Roberts BJ, Jones C, Lynn M (2004): Job satisfaction of new baccalaureate nurses. Journal of Nursing Administration. 34(9):428-435.

Rocchiccioli J, &Tilbury M (2008): Clinical Leadership in Nursing. WB Saunders.

Ropert,L. (2000): Job satisfaction: Colocar a teoria em prática. The On line Journal of Issues in Nursing.

Ryles, S. (2000): A concept analysis of empowerment: A sua relação com a enfermagem de saúde mental. Journal of Advanced Nursing, 29(3), 600-607.

Sarmiento, T.P., Laschinger, H.K., & Iwasiw, C. (2004): Nurse educators' workplace empowerment, burnout, and job satisfaction: testing Kanter's theory. Journal of Advanced Nursing, 46(2), 134-143.

Scott JG, Sochalski J, Aiken L.(2006): Review of magnet hospital research: findings and implications for professional nursing practice. J Nurs Adm. 29(1):9-19.

Seoa, Y., Kob, J., & Price, J. (2004): The Determinants of Job Satisfaction among Hospital Nurses: A Model Estimation in Korea. International Journal of Nursing Studies, 41, 437-446.

Sheer, B. (2006): Alcançar a colaboração através da capacitação: Um processo de desenvolvimento. JOGNN, 4, 513-517.

Shortell SM, Zimmerman J, Gillies R. (2005): O desempenho nas UTIs: será que uma boa gestão faz a diferença? Med Care.32:508-525.

Smith V (2007): Novas formas de organização do trabalho. Annu. Rev. Sociol. 23: 315-339.

Smith, J. (2008): Analysis of differences in entry-level RN practice by educational preparation, Journal of Nursing Education, November, Vol. 41, No. 11, pp. 491-494.

Song R, Daly BJ, Rudy EB, Douglas S, Dyer MA.(2007): Satisfação profissional, absentismo e rotatividade dos enfermeiros após a implementação de um modelo de prática de unidade de cuidados especiais. Investigação em Enfermagem e Saúde. 20:443-452.

Spector PE. (2007): Method Variance as an artifact in self-reported affect and perceptions at work: myth or significant problem? J Appl Psychol. 72(3):438-443.

Spence Laschinger HK, Quase J, Tuer-Hodes D. (2003): Workplace empowerment and magnet hospital characteristics: making the link. J Nurs Adm. 33(7/8):410-422

Spence Laschinger, H., K., & Sullivan, H., D., (2007): The effect ofworkplace empowerment of staff nurses' occupational mental health and work effectiveness. JONA, 27 (6)42-50.

Spence Laschinger,K., Almost,J., e Tuer-Hodes,D., (2003): Workplace Empowerment and Magnet Hospital Characteristics: Making the Link. JONA: Journal of Nursing Administration. 33 (7/8). 410 - 422

Spratley, Johnson, Sochalski, Fritz,M & Spencer,K (2000): Hospital Nurse Practice Environments and Outcomes for Surgical Oncology Patients (Ambientes de Prática de Enfermagem Hospitalar e Resultados para Pacientes de Oncologia Cirúrgica)

Spreitzer G. (2001): Social structural characteristics of psychological empowerment. Acad Manage J. 39(2):483-504.

Spreitzer G. (2007): Taking stock: a review of more than twenty years of research on empowerment at work. In: Cooper C, Barling J, eds. The Handbook of Organizational Behavior. Thousand Oaks, CA: Sage Publications; 54-72.

Stewart, J., Stansfield, K., & Tapp, D.M. (2004): A compreensão da autonomia pelos enfermeiros clínicos: Realização dos objectivos dos doentes através de uma prática interdependente. Journal of Nursing Administration,34(10), 443-450.

Spreitzer, G. M. (2005): Psychological empowerment in the workplace: Dimensão, medição e validação. The Academy of Management Journal, 38(5), 1442-1465.

Stein LI, Watts DT, Howell T. (2000): The doctor-nurse game revisited. N Engl J Med. 322(8):546-549.

Stichler JF. (2000): The Effects of Collaboration, Organizational Climate, and Job Stress on Job Satisfaction and Anticipated Turnover in Nursing [dissertação]. San Diego, Califórnia: Universidade de San Diego; 3739.

Stordeur, S., D'hoore W., & the NEXT-Study Group (2007): Organizational configuration of hospitals succeeding in attracting and retaining nurses (Configuração organizacional dos hospitais que conseguem atrair e reter enfermeiros). Jornal de Enfermagem Avançada, 57 (1), 45-58

Strachot, Normandin, Brien, Clary, & Krukow, (2003): Strategy as Strategic Decision Making.

Sullivan E., & Decker P., (2005): Liderança e Gestão Eficaz em Enfermagem. 6th ed. Pearson Prentice. Hall Com. Pp.57,85-96, 175-265.

Suominen, Targa, Savikko, Niina, Kukkurainen, MarjaLeena, Kuokkanen, Liisa, e Doran, Diane Irvine (2006): Work-related empowerment of the multidisciplinary team at the Rheumatism Foundation Hospital, International Journal of Nursing Practice 12, 2, 94-104.

Sveinsdottir H, Biering P, & Rahel A., (2006): Stress ocupacional, satisfação profissional e ambiente de trabalho entre enfermeiros da Islândia: A cross-sectional questionnaire survey. Int J Nurs Stud. 43:875-89. doi: 10.1016/j.ijnurstu.2005.11.002.

Thomas, K.W. & Velthouse, B.A. (2000). Cognitive elements of empowerment: An "interpretive" model of intrinsic task motivation. Academy of Management Review, 15-(4), p. 666 - 681.

Tibbit in Hassan S., (2007): Work empowerment versus Job satisfaction among nurses at Mansoura University Hospital. Tese de mestrado não publicada. pp 111- 115.

Togia, A., Koustelios, A. & Tsigilis, N. (2002): Job satisfaction among Greek academic librarians. Library and Information Science Research, 26 (3), 373-384.

Torunn, I.,& Beate, S., (2006): Evaluation of Clinical Ladder Participationin Norway. Journal of Nursing Scholarship,V.39(1);88- 94.

Tourangeau AE, Cranley LA. (2006): Nurse Intention to remain employed: understanding and strengthening determinants. JAdv Nurs.55(4):497- 509.

Ulrich, B., Buerhaus, P., Donelan, K., Norman, L., & Dittus, R. (2007): Magnet status and registered nurse views of the work environment and nursing as a career. Journal of Nursing Administration, 37(5), 212220.

Upenieks, V. (2003), The interrelationship of organizational characteristics of magnet hospitals, nursing leadership, and nursing job satisfaction, The Health Care Manager 22, 2, 83-98.

Upenieks, V. V. (2002): Nurse leaders' perceptions of what compromises successful leadership in today's acute inpatient environment. Nursing Administration Quarterly, 27(2), 140-52.

Upenieks, V. V. (2003c): What's the attraction to magnet hospitals? Nursing Management, 34(2 parte 1), 43-4.

Urden LC, & Monarch K. (2002): O programa de reconhecimento de ímãs da ANCC: convertendo os resultados da pesquisa em ação. In: McClure M, Hinshaw AS, eds. Magnet Hospitals Revisited: Attraction and Retention of Professional Nurses (Atração e Retenção de Enfermeiros Profissionais). Washington, DC: American Nurses Association: 103-115.

Urden, L., D., (2005): What makes nurses stay? Nursing Management, 30(5), 27-30.

Wagner, S., (2006), Staff retention: From "satisfied" to "engaged," Nursing Management 37, 3, 24-29.

Weston M. (2006): Coaching de gerações no local de trabalho. Nurs Adm Q. 2001;25:11-21.

Weston, M.J. (2008): Definindo o controlo sobre a prática de enfermagem e a autonomia. Journal of Nursing Administration, 38, 404-408.

Wiles, R., Postle, K., Steiner, A. e Walsh, B. (2001) Nurse-led intermediate care: an opportunity to develop enhanced roles for nurses? Journal of Advanced Nursing, 34, (6), 813 - 821.

Wilson A., A., (2006): Impact of management development on nurse retention. Nursing Administration Quarterly, 29(2), 137-145.

Wilson B, &Laschinger HKS.(2006): Staff Nurse perception of job empowerment and organizational commitment. a test of Kanter's theory of structural power in organizations. J Nurs Adm. 1994;24(4S):39-47.

Wu, L., & Norman, IJ., (2006): An investigation of job satisfaction, organizational commitment and role conflict and ambiguity in a sample of Chinese undergraduate nursing students.

Nurs. Educ. Today, 26:304-314.

Yakob E.,(2002): Work empowerment as perceived by nurses and physicians working at national heart institute un published Master thesis. Faculdade de Enfermagem, Universidade Ain Shams, Cairo, Egito.

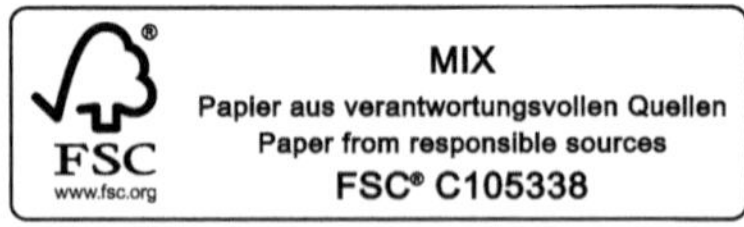

Printed by Books on Demand GmbH, Norderstedt / Germany